테스토스테론 결핍으로 인한 남성 노화의 이해와 극복

남자, 왜
여자보다 단명하는가

저자 구마모토 요시아키 / 역편자 박남철

군자출판사

테스토스테론 결핍으로 인한 남성 노화의 이해와 극복

남자, 왜 여자보다 단명하는가

첫째판 1쇄 인쇄 | 2016년 03월 25일
첫째판 1쇄 발행 | 2016년 04월 01일

저　　　자　구마모토 요시아키
역 편 자　박남철
발 행 인　장주연
출 판 기 획　이현진
편집디자인　군자출판사
표지디자인　김재욱
일 러 스 트　군자출판사
발 행 처　군자출판사
　　　　　　등록 제 4-139호(1991. 6. 24)
　　　　　　본사 (10881) 경기도 파주시 회동길 338(서패동 474-1)
　　　　　　전화 (031) 943-1888　　　　　　팩스 (031) 955-9545
　　　　　　홈페이지 | www.koonja.co.kr

ISBN 979-11-5955-026-3

정가 18,000원

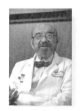

구마모토 요시아키(熊本 悅明) 교수

◉ 약력

　　1929년 일본 동경 출생

　　1955년 일본 동경대학 의학부 졸업

　　1963년 일본 동경대학 의학박사 취득

　　1964년 일본 동경대학 강사

　　1965-1966년 미국 UCLA 유학

　　1968-1994년 일본 사포로 의과대학 의학부 비뇨기과학강좌 주임교수

　　현 사단법인 성의건강의학재단 이사장

　　현 일본 Men's Health의학회 이사장

　　현 Men's Health Clinic동경 명예원장

　　현 일본비뇨기과학회 등 14개 학회 명예회원, 고문

◉ 저서

　　"아담과 이브의 과학" 등 15편

역편자

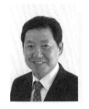

박남철(朴南喆) 교수

● 약력

1956년 부산 출생

1981년 부산의대 졸업

1991년 부산대학교 대학원 의학박사 취득

1989년-현재 부산대학교 의학전문대학원 비뇨기과학교실 교수

1993년 미국 메이요클리닉 방문연구원

1994년 일본 오사카대학 의학부 객원연구원

1999년 미국 클리브랜드클리닉 방문연구원

2009-2012년 부산대학교병원장

대한남성과학회 회장, 아시아태평양남성갱년기학회 회장,

국내외 다수 전문학회 회장 역임

● 연구업적

연구논문 210편(SCI급 38편 포함)

저서 "남성과학"외 편, 학술상 15회

남녀가 같이 건강하게
오래사는 세상을 기대하며

남자의 수명은 왜 여자보다 짧은 것인가?

이 질문은 현대의학의 발달, 충분한 영양 섭취와 생활 환경의 개선에 의한 인간의 평균 수명 증가 속에서도 남녀 간의 평균 수명이 확연히 차이나는 데서 시작되었다. 특히 남성학을 전공한 의학자들은 여성에 비해 상대적으로 짧은 남성의 평균 수명이 남녀의 유전적, 생리적, 정신적 측면뿐만 아니라 남녀가 처한 사회적 환경의 차이점에서 답을 구하려는 노력을 계속해 왔다. 이러한 남녀간의 차이점에서 얻은 다양한 과학적 지식들로부터 향후 평균 수명이 급격히 늘어난 노년기 세대에게 보다 건강한 삶을 유지할 수 있는 해결책을 얻을 수 있을 것이라는 기대감 또한 크다. 따라서 21세기 의학이 풀어야 할 여러 가지 숙제 중에서도 남성의학 전문가들이 수행하여야 할 노력은 그 중요성에서 순위에 빠지지 않을 것이라고 생각된다.

이러한 실정에서 본인이 2014년 몽골 울란바타르에서 열린 일본아세안 남성건강심포지움에 초청연자로 참가하던 중 일본 사포로 의과

대학 구마모토 명예교수가 자신의 저서 『男は なぜ 女より 短命ガ』를 건네주며 한국에서 번역서를 출간하기를 권유하였다. 책의 내용을 읽고 현재까지 남성갱년기 분야에서 연구된 최신 지견과 임상에서 의사들이 실제로 수행하는 진단과 치료 방법뿐만 아니라 남성에서의 짧은 평균 수명의 원인과 극복 방법을 잘 기술한 훌륭한 단행본으로 생각되어 한국에서 번역본을 발간하는 작업을 흔쾌히 수락하였다. 본 도서의 집필 방향과 내용에는 일반인뿐만 아니라 비뇨기과, 내과, 가정의학과, 정신건강의학과, 근골격계 임상의학 전공자들도 실제 전공분야의 환자를 보는 과정에서 남성갱년기를 이해하고 임상에서 적용할 수 있는 내용이 많이 수록되어 있다. 다만 이번 한국어판 발간에 있어서 우리 현실에 맞고 한국인 독자가 잘 이해하고 직접 생활이나 임상적 적용을 쉽게 할 수 있도록 일부 내용을 최신 정보와 함께 첨삭하며 번역과 편집작업을 완료하였다.

일본 사포로 의과대학의 구마모토 교수와는 23년전인 1990년 일본 북해도 사포로에서 개최되었던 일본비뇨기과학회 학술대회에서 처음 만났다. 개인적으로는 첫 해외여행이자 첫 해외학회 참석의 기회로 당시 주야로 발표 준비를 하였던 감회가 기억에 생생하다. 당시 구마모토 교수는 지금과 같이 하얀 얼굴에 볼과 턱을 덮는 긴 구레나룻과 대머리를 가졌으며 그 때의 이국적인 모습이 아직도 내 머리속에 깊게 각인되어 있다. 해외에서 온 가난한 젊은 비뇨기과의사들에게 등록비를 면제해 주고 학회기간 내내 따뜻이 후대 주었던 온정 또한 기억에서 지울 수가 없다. 그 후 본인의 박사학위 취득 후 존경

하는 은사 윤 종병 교수님의 권유에 따라 세부전공을 남성학으로 결정 한 다음 1993년 미국 메이요클리닉 비뇨기과 연수에 이어 1994년 일본 다케다과학재단의 장학금 지원으로 오사카대학 의학부 비뇨기과학교실에서 아키히코 오쿠야마(奧山明彦) 교수 지도로 일본에서 수학할 기회를 가졌다. 당시 해외 연수지로 주로 미국을 선택하던 시절 일본에서의 수학 기회는 다른 대학의 동년배 교수들과는 다르게 일본 남성학 분야의 선도 그룹과의 폭넓은 인맥을 형성할 수 있게 되었다. 후일 오쿠야마 교수가 일본비뇨기과학회 이사장이 됨으로써 나 자신이 학자로서 가장 활발히 활동하던 시절 일본 학계와 다양한 학술적 협력 사업을 가능하게 하였다. 이러한 기회가 본인이 후일 남성과 분야에서 아시아태평양성의학회 사무총장, 아시아태평양 남성갱년기학회 회장, 아시아오세아니아 성학회 회장 등 주요 국제학회의 요직과 함께 세계 정상의 학술 정보를 보다 빨리 습득할 수 있는 계기가 되었다. 나아가 한국이 남성과학 특히 성의학 분야에서 아시아 태평양 지역을 넘어 세계를 선도하는 국가로 자리 잡는 데에도 큰 역할과 기여를 가능하게 하였다.

　본 역서는 고령화를 지나 초고령화 사회에 이미 들어선 한국 일본 양국 국민, 특이 베이비붐세대(1955~1963년생)와 단카이세대(1947~1949년생)에 살고 있는 양국의 중노년 남성들이 어떻게 하면 만성질환이나 신체적 정신적 장애가 없이 보다 건강하게 지낼 수 있는 지를 계도하는 지침서가 될 것으로 믿는다. 나아가 남성학 전공자를 포함하여 남성갱년기 환자를 보는 모든 의사들이 앞으로 오는 1세기 동안 생사

(生死)의학, 질환의학 그리고 건강의학으로 변천해 가는 길목에서 무엇을 생각하고, 무엇을 준비하고 그리고 무엇을 연구하여야 하는지에 대한 명확한 방향을 제시를 할 것이다.

끝으로 일본 사포로 의과대학 구마모토 교수님께 『男は なぜ 女 より 短命カ』를 한국에게 번역 출간할 수 있도록 기회를 주심에 깊은 감사의 말씀을 드리며 본인 또한 만 60세 환갑과 27년 교직생활을 맞아 동일한 연령대를 살아가는 한국의 모든 남성들이 이 책이 주는 지식과 정보들을 잘 습득하여 갱년기를 잘 극복하여 보다 건강하고 자신 있는 삶 그리고 행복한 가정 생활을 즐길 수 있기를 기대합니다.

2016. 2
부산대학교 의학전문대학원
교수 박 남 철

남성의 몸과 건강을 연구하는 것이
나의 인생

남자의 '몸'을 연구하고 싶다는 일념을 가슴에 품고 동경대학교 의학부 부속병원 비뇨기과에 재직한 1950년대 후반에는 일본에서 '남성의학'은 거의 미개척분야였다. 당시 동경대학교 의학부 부속병원 비뇨기과 외래가 있었던 건물은 지금은 상상할 수 없을 정도로 오래되어 쓰러질 것 같은 형편없는 옛 목조건물이었다. 그 후 미국 캘리포니아주 로스엔젤레스에 위치한 캘리포니아주립대학(UCLA)에서 유학시절을 보낸 다음 38세에 일본 북해도에 위치한 사포로(札幌) 의과대학 교수에 취임하여 처음으로 남성과학 공부를 시작한 이래 벌써 55년이란 세월이 흘렀다.

남성의 신체란 도대체 어떤 모양으로 생겨난 것일까?

나는 이런 문제들을 늘 관심 있게 생각해 보면서 일본 의학계에서 거의 빛을 발하지 못하던 남성의학의 좁은 외길을 걸어오면서 많은 임상 예를 접할 수 있었다. 실제로 세계 의학계는 지난 반세기 동안 남성의학 분야에서 여러 가지 새로운 사실들을 규명하여 왔다. 최근에는 남녀의 평균 수명 차이, 즉 '왜 남자의 수명은 여자보다 짧은 것인가?'라는 문제가 세계인들의 관심 속에 학술적 과제로 부상되고 있다. 1998년 세계보건기구(WHO)는 이러한 문제의 원인을 시급히 규명하여야 한다는 Weimar선언을 한 바 있다. 이러한 점에 호응하여 각국에서는 남성건강을 연구하는 학회들이 생기고 일본에서는 본인이 일본 Meu's Health학회 이사장직을 맡게 되었다.

일본의 예를 든다면 남성의 평균 수명은 여성보다 평균 약 7세가 짧다. 그런데 남녀의 연령을 따져보면서 생존율을 분석해 보면 사실 50세까지는 남녀 공히 동일한 양상을 보이다가 50세 이후 남성의 생존율이 떨어지기 시작하면서 80세에 이르면 남녀간에 큰 차가 나타나게 된다. 즉 50세에서 80세가 되는 과정에서 남성의 신체 내에서 무엇인가 특별한 의학적 이변이 일어나고 있다는 점이다. 이러한 이변에 의해 남성의 생존율이 여성에 비하여 급감하여 7살이라는 수명 차이를 일으키게 된다.

그렇다면 50세에서 80세 사이의 남성의 신체 내에서 도대체 어떤 일이 생기고 있는 것일까? 이것은 남성호르몬치 감소에 의하여 생기는 남성갱년기 장애와 이것과 동반하여 생기는 여러 가지 갱년기 질환이나 신체기능 저하인 것이다. 의외라고 생각하는 사람도 있을지 모른다. 잘라 말하면 여성뿐만 아니라 남성에서도 갱년기 장애가 있는 것이다. 여성의 경우 50세쯤 되면 급격하게 난소가 위축되면서 폐경이라는 현상이 나타난다. 이 시기에 남성의 고환에서도 난소와 같은 급격한 기능 저하는 없으나 서서히 고환의 크기가 감소되고 물렁해지면서 기능 저하가 생기게 된다. 여기에 추가하여 직업이나 생활 환경에 의해 강한 스트레스가 더해지면 고환의 기능저하가 보다 촉진되고 이로 인해 다양한 장애가 나타날 수 있다. 그러나 이러한 장애는 남성에서 개인차가 크고 스스로 느끼지 못하는 경우가 많지만, 갱년기 이후 남성의 20~30%에서는 남성호르몬 저하로 인한 기능 장애가 임상적으로 문제가 될 수 있다. 이러한 장애의 원인이 되는 것은 남성호르몬이며 그중에서도 고환에서 분비되는 가장 강력한 남성호르몬인 테스토스테론의 감소인 것이다.

그렇다면 테스토스테론이 감소하면 어떤 현상이 일어나는 것인가? 동물의 암컷에는 환경을 정리하여 육아라는 기능을 잘할 수 있도록 '내향(內向) 생리'를 유지하기 위한 '에스트로겐'이라고 하는 여성호르몬이 분비된다. 반면 수컷에는 외부의 적으로부터 가족을 지키고, 생존하기 위한 양식을 확보하기 위한 '외향(外向) 생리'를 유지하는 '테스토스테론'이라고 하는 남성호르몬이 분비된다.

테스토스테론이 감소하면 이러한 행동 활성과 관련된 기능장애가 나타난다는 사실이 학술적으로 명백하게 밝혀져 있다. 의학적 측면에서 보면 테스토스테론 감소는 혈관을 노화시켜 심근경색이나 뇌경색을 일으킨다. 또한 당뇨병, 비만, 고지혈증 그리고 고혈압 같은 대사증후군에 빠지면 적혈구가 감소되고 동시에 근골격기능, 체력, 면역기능 저하가 초래된다. 이러한 현상들이 50세에서 80세에 걸쳐 남성의 생존율을 여성에 비해 급감시키는 중요한 원인이 된다.

정신적으로 미치는 악영향도 무시할 수가 없다. 갱년기가 되면 무엇을 하고 싶은 생각이 나지 않고 사람을 만나는 것도 귀찮게 된다. 때로는 안절부절하게 되고 하루종일 우울한 기분에 빠져 있게 된다. 잠들기도 힘들고 자더라도 자주 깨게 된다. 마치 우울증과 비슷한 증상으로 인해 심신치료를 위해 내과나 정신과의 문을 두드리게 되고 이러한 과정에서 증상은 점점 악화되어 가는 것이다. 이러한 심신(心身)의 이상을 학술적으로 '테스토스테론결핍증후군', '후기발현 저성선증' 혹은 '남성갱년기증후군'이라고 명명하고 빠르면 40대부터도 일어날 수 있다.

본인이 동경대학교 의학부 부속병원 비뇨기과 외래에 남성호르몬 클리닉을 개설한 1958년경에 비하면 현재 남성의학분야는 눈부시게 발전되어 있는 실정이다. 지금은 적절한 검사와 치료에 의하여 테스토스테론결핍증후군에 의해 생기는 문제를 쉽게 진단하고 치료할 수 있을 뿐만 아니라 예방까지 할 수 있게 되었다. 즉, 남성에서도 갱년기 장애뿐만 아니라 그 후에 일어나는 숙년기 장애, 노년기 장애도 극복할 수 있게 되었다. 단지 '무엇인가 하고 싶은 생각(氣)'만으로 건강하게 될 수 있다고 생각해서는 안 된다. 남성호르몬의 도움 없이는 '무엇인가 하고 싶은 생각'이 일어나지 않기 때문이다.

나는 '살아있던 남자'였던 여러분들이 50세가 지난 후에 경험하는 의학적인 문제점들을 잘 이해하여 주시기를 바란다. 그리고 난 다음 남성력을 회복하여, 병이 생기지 않는 신체를 만들어야 한다. 이런 방법으로 심각한 중증 후유증을 남길 수 있는 급성 심근경색이나 뇌경색도 예방할 수 있다는 기대감이 크다.

　남성의 '무언가 하고자 하는 마음'이 우리 사회를 활성화시킨다. 그리고 바로 이것이 우리가 보급하여 알리고자 전력을 다하고 있는 남성건강의학이 지향하는 바이다. 따라서 40세를 넘은 남성들은 반드시 자신들의 혈중 테스토스테론치를 측정하도록 강하게 권유하고 싶다.

2013. 11.
일본 북해도 사포로에서
구마모토 요시아키

제1장

기(氣)를 증대시키는
테스토스테론의 힘

기(氣)를 증대시키는
테스토스테론의 힘

모험심이나 활동력을
높이는 남성호르몬

　남성들은 '성호르몬'이란 단어에 대하여 어떤 생각을 갖고 있을까? 별로 입에 담기 싫은 '에로틱'한 선입견을 갖는 사람도 꽤 있을 것이다. 반면 관심도 없다는 사람도 꽤 있을 듯하다. 그러나 사람에게 '성호르몬' 같이 중요한 호르몬이 따로 없다는 점을 명심하여야 한다.

　남녀를 불문하고 사회적으로 활동성이 높은 사람들의 대부분에서 남성호르몬 중에서도 테스토스테론치가 높다는 사실은 이미 잘 알려진 의학적 상식이다. 예를 들어 런던 증권가에서 일하고 있는 증권거래인 중에서도 이익률이 높은 거래인에서 높은 혈중 테스토스테론치를 나타내며 심지어는 사회적으로 활발히 활동하고 있는 여성들에서도 테스토스테론치가 높다는 사실이 이를 뒷받침하고 있다. 즉 남성호르몬이 사람의 모험심이나 활동력을 높인다는 사실이 의학적으로 증명되어 있는 것이다.

'여성에서 혈중 남성호르몬치가 높다' 하면 이상하다고 느끼는 사람도 있겠지만 사실은 남녀 모두에서 남성호르몬과 여성호르몬을 함께 갖고 있으며 다만 두 호르몬의 비율에 따라 남성과 여성간의 차이가 생기는 것이다.

(?) 성호르몬은 무엇을 위하여 존재하는 것일까?

단적으로 말하면 사람은 살아 있는 생물로서 인간의 생명력을 조절하고 부여된 생명을 다음 세대에 계승하여야 한다는 '사명'이 있는 것이다. 여성호르몬은 난포를 성숙시켜 배란을 유도하고 자녀를 출산하여 양육하는 '내향적 능력'이나 다양한 여성 특유의 생리현상을 만들어낸다. 반면 남성호르몬은 배우자나 자녀의 생활환경을 돌보거나 심지어는 외부의 적으로부터 가족을 지켜내는 '외향적 능력'이나 다양한 남성 특유의 생리현상을 만들어낸다. 양쪽을 비교해보면 여성호르몬은 다음에 기술하는 것과 같이 혈관 보호작용이 강한 것이 특징이다. 또한 스트레스에 대하여 몸을 보호하는 작용에도 우수한 능력을 발휘한다. 남성호르몬은 집을 짓거나 먹는 것을 확보하는 역할은 수행하기 위한 체력을 기르거나 여기에 더하여 모험심, 정신력, 활동력 등을 얻기 위한 '힘'의 근본이 된다.

중년의 남녀에서 성호르몬이 감소되면서 몸의 컨디션이 좋지 않다고 호소하게 된다. 여성은 50세쯤 되면서 난소의 배란기능이 쇠퇴하여 정지되면서 소위 '폐경'을 맞게 된다. 그런데 폐경 후 난소에서 여성호르몬의 생산은 거의 멈추게 되지만 남성호르몬인 테스토스테론의 분비능력은 여성호르몬이 감소하기 전 상태와 유사하게 유지하게 된다. 이로 인하여 갱년기 이후의 여성에서는 남성호르몬이 여성호르몬 보다 높은 현상이 나타나며 이것이 바로 노령 여성의 활동력과 깊은 관련성이 있다. 남성에게도 고환의 남성호르몬 분비능력이 50세가 넘으면서 뚜렷이 감퇴되어 여성과 유사한 갱년기 장애가 나타나는 경우가 점점 증가되게 된다. 그러나 남성에서는 개인차가 많고, 여성과 같은 명확한 자각증상이 없기 때문에 자기 스스로 이것을 감지하게 되는 경우는 많지 않다.

다음은 남성호르몬, 그중에서도 가장 강력한 남성호르몬인 테스토스테론을 중심으로 설명을 하기로 한다.

성공한 증권거래인은
테스토스테론치가 높다

테스토스테론(testosterone)이라고 하는 이름은 의학지식이 많지 않은 사람들에게도 비교적 잘 알려져 있지만 "인체에서 분비되는 몇 종류의 남성호르몬 중에서 가장 강력한 작용을 하는 것이 바로 테스토스테론"이란 점을 머리에 꼭 기억하기 바란다. 실제 테스토스테론은

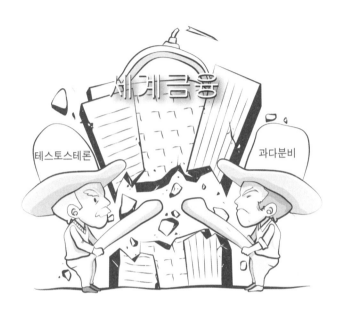

놀랄만한 생리적 작용들을 가지고 있고 이를 증명하는 근거들이 여러 연구 조사에서 이미 밝혀져 있다.

　그중 하나인 영국 캠브리지 대학의 존 고츠박사의 연구 결과를 들어보자. 런던 증권거래소에서 근무하던 증권거래인을 대상으로 그날의 이익과 손실 관련 실적을 조사하였다. "증권거래인이 평상시 이상의 이익을 올린 날에는 테스토스테론치가 굉장히 높았다"라는 사실이 밝혀졌다. 팔거나 사는 결정적 순간의 결단으로 막대한 돈이 움직이고, 때에 따라서는 자신의 결단에 따라 시장 전체에 큰 영향을 미치는 주식 매매는 매일매일 커다란 심리적 압박감을 주는 일이다. 이러한 환경에서 순간의 판단과 사고 파는 결단에 테스토스테론이 크게 관여한다는 점이다. 즉 "성공한 증권거래인의 대부분에서 테스토스테론치가 높으며, 테스토스테론에 의하여 투자와 관련된 기력이나 활력이 나타난다"는 것이다. 이러한 결과를 보이는 것은 증권거래인뿐만 아니다. 예를 들어 혈중 테스토스테론치가 마라톤, 축구, 야구 등 운동선수 누구에게나 높게 나타나는 데 한번 해보겠다는 마음가짐이 충만해 있는 경기 전에 점점 상승하고 경기에서 승리한 운동선수에서는 보다 더 높다는 연구 보고도 있다.

테스토스테론은 무언가 해보겠다는 마음이나 모험심을 일으키는 남성호르몬이다. 그렇지만 테스토스테론이 과하게 많은 경우에도 문제가 될 수 있다. 앞에 기술한 런던 증권거래소에서의 조사에서도 "테스토스테론이 너무 높게 올라가 성취감과 승리감에 도취되면 무모한 모험심에 중독이 될 가능성이 있다"고 하였다. 테스토스테론이 계속 증가되어 만성적으로 높으면 증권거래인은 비이성적 행동과 탐욕으로 상당한 위험에 승부를 걸게 되고, 때에 따라서는 큰 손실을 볼 위험성도 있는 것이다. 반대로 증시의 하락장에서는 스트레스를 받아 콜티솔(cortisol)이라는 부신 호르몬이 분비되어 투자 심리를 급격히 위축시키는데 콜티솔이 과다하게 분비되면 공포감을 증폭시켜 투매에 의한 폭락 사태를 야기한다. 이와 같이 테스토스테론과 콜티솔은 남성에서 여성보다 높고 2008년 미국발 금융위기의 중요 원인이라는 이야기도 있다. 따라서 최상의 증권거래인이 되려면 높은 테스토스테론치와 함께 이것을 억제하는 이성과 냉정함을 동시에 가지고 있어야 할 것이다. 이러한 사실을 기초로 코츠 교수는 여성에서 남성에서 보다 이성적 판단의 개연성이 높으므로 "주가의 안정된 운영을 위해서는 증권거래소에 여성을 더 배치하라"고 조언하고 있다.

혈중 테스토스테론치는 같은 나이의 남성에서도 개인차가 크다. 또한 동일인에서도 이른 아침에 측정하면 높은 수치를 나타내지만 저녁에는 낮은 수치를 나타내는 일간 변동의 특징이 있다. 이러한 소견으로 인해 남성에서 시간과 장소에 따라 서로 다른 다양한 성질과 활동성을 나타낼 수 있다.

다음에 기술되는 효과적인 호르몬보충요법을 위해서는 전문의에 의한 조기 검사와 함께 적절한 처방과 추적관찰이 있어야 한다.

남성은 여성으로부터
만들어진다

앞서 기술한 바와 같이 테스토스테론이라고 하는 남성호르몬은 '무언가 한번 해보고 싶은 마음'을 유발하는 데 불가결한 존재이다. 즉 뇌의 시상하부에 있는 '무언가 한번 해보고 싶은 마음'을 일으키는 중추에 해당하는 부위에 도파민이 강하게 자극함으로써 생기는 것이다. 여성에서도 갱년기 이후에 이와 같이 무언가 해 보고 싶은 욕구를 자극하기 위하여 여성호르몬뿐만 아니라 남성호르몬을 같이 보충하는 치료법이 있다. 실제로 정계나 실업계에서 활약하고 있는 여성 중에서 남성호르몬을 보충하는 사람을 간혹 볼 수 있다. "설마 여성이 남성호르몬을!" 하면서 놀라는 사람도 있을지 모르지만 결코 이상한 일이 아니다. 남녀 공히 몸속에는 남성 및 여성호르몬을 갖고 있지만 남녀 간에 단지 이들 호르몬의 비율이 다르다는 사실을 염두에 두어야 한다.

우선 남성과 여성이 만들어지는 과정에서 성호르몬의 역할을 간단하게 설명해 보자. 구약성서 창세기에 이 세상에 태어난 최초의 남녀인 아담과 이브를 생각해 보는 사람은 많지 않겠지요? 이 신화에 의하면 신은 우선 천지를 갈라서 지상에 남자인 아담을 만들고 그의 늑골의 하나로 여자 이브를 만들고 '이들을 다시 합쳐 2세가 다시 태어나는 것으로' 만든 것이다. 즉 신화의 세계에서는 여자는 남자로부터 태어난 것으로 되어 있다. 그러나 의학적으로는 정반대로 인간의 원형은 여자인 것이다. 임신초기에 엄마의 자궁에서 2개월 정도 자란 태아는 남녀 어느 쪽으로도 발달할 수 있다. 이런 상태로 내버려두면 자연히 여자가 된다. 그러나 어떤 특별한 힘이 작용하게 되면 남자로 변화게 되는데 이 특별한 힘이 바로 남성호르몬인 것이다.

남자 태아는 자기 자신의 Y염색체의 작용으로 인해 생긴 고환에서 남성호르몬이 분비된다. 분비된 남성호르몬의 영향으로 태아에서 처음으로 생긴 여성형 성기가 남성형으로 변화되는 것이다. 여성의 외성기에는 요도구와 질이 보호되도록 소음순 대음순이 있지만 이 부위가 남성호르몬에 의해 좌우가 합쳐져 남자 요도와 음낭이 된다. 바로 태어난 남아의 음낭은 주름이 많고 어른처럼 크게 보일 때가 많은데 이것은 출생 전에 고환이 다량의 남성호르몬을 분비하고 있다는 증거도 된다. 남성호르몬 분비가 적으면 외성기의 성숙이 잘 안되고 불완전하여 소위 '반음양(半陰陽)'이 된다. 의사가 없는 지역에서 조산원이 아이를 받으면서 고환이 배속에 숨어 있음에도 불구하고 겉모양만으로 여자로 판단되어 여아로 출생신고가 되는 경우가 가끔 발견되기도 한다. 그 후 반음양 아이가 사춘기가 되면 약간의 남성호르몬이 분비되어 보통 여성들보다 운동능력이 우수하여 여자 선수로 올림픽에 출전하는 경우도 있다. 이런 경우 금메달을 획득한 선수가 후에 정상적인 여성이 아닌 반음양이었다는 사실이 신문에 보도된 적도 있다.

엄마 뱃속에서 남성호르몬의
영향을 알 수 있을까?

사내아이는 엄마 뱃속에서 자신의 고환에서 분비되는 남성호르몬의 영향으로 남자로 되는데, 이 때 생식기뿐만 아니라 체격, 얼굴 모양은 물론이고 뇌에도 작용하면서 신체 전반에 걸쳐 남성화가 이루어진다. 이때 남성호르몬의 강도에 따라 남성화가 되는 정도에 차이가 생기는데 남성호르몬의 분비량이 많을수록 보다 남자답게 변하게 된다.

여러분은 엄마 뱃속에 있을 때 어느 정도의 호르몬 세례(洗禮)를 받았을까요? 지금은 자신이 엄마 뱃속에 있을 때 있었던 일에 대하여 대충은 알 수 있는 시대가 되었으니 보다 흥미진진하지 않는가?

　한 가지 예를 들어 보기로 하자. 손가락을 쭉 뻗고 둘째인 집게손가락(시지)과 넷째인 무명지(약지)의 길이를 비교해보면 시지가 약지보다 짧을수록 남자다운 외양을 가지게 된다. 즉 이것은 엄마의 자궁 속에서 많은 양의 남성호르몬 영향을 받아 생기는 것으로 추측된다. 이것은 영국 리버풀대학의 J.T. 매닝그 교수가 제창한 학설이지만 발생학적으로 매우 참신한 연구 결과이다. 앞에서 캠브리지대학의 코츠 박사가 제창한 "성공한 증권거래인에서 테스토스테론치가 높다"는 조사 보고를 먼저 소개한 바 있지만 매닝그 교수는 증권거래인들의 손가락 길이에 주목한 것이다. 즉 그들의 시지가 약지 보다 짧을수록 투자 이익률이 높다는 결론을 얻은 것이다. 또한 그들의 경험이 길수록, 치열한 경쟁 사회에서 오래 동안 살아남은 사람일수록 '시지'가 짧았다는 사실도 함께 판명되었다. 코츠 박사의 조사 결과를 함께 분석한다면 "성공한 증권맨에서 혈중 테스토스테론치가 높은 사람은 시지가 약지보다 짧다"라고 요약할 수 있다. 매닝그 교수는 글라스고우의 축구 선수들을 대상으로 같은 조사를 시행하여 국가대표팀 선수와 코치는 시지가 짧았고, 이것은 일반 팀의 선수들과 비교하여 뚜렷하게 차이가 있다고 하였다. 또한 스포츠선수들 중에서도 특히 육상선수들은 모두 시지가 짧다는 사실도 함께 조사되었다.

　왜 이러한 현상이 일어나는가? 21세기 과학의 발달로 인해 향후 남성호르몬과 손가락 길이와의 관계는 의학적 견지에서 잘 밝혀지겠지만 지금으로서는 손, 발, 성기 등의 말단부 성장에 관계 하는 유전자의 작용에 남성호르몬의 영향이 크다는 사실에 주목할 필요가 있다. 시지가 짧은 사람은 테스토스테론치가 높을 뿐만 아니라 활동성도 뛰어나 직업으로 본다면 영업부서나 외부에 대하여 적극적으로 회사를 알릴 필요성이 있는 홍보부서가 좋고 시지가 길어 약지와 차이가 없는 남성은 총무나 경리 쪽의 일에 적합한 것이 아닐까? 앞으로 손가락 길이로 판별되는 '남성적 능력'은 기업의 인사 분야에서도 활용될 시대가 올지도 모르겠다.

이상의 정보를 전제로 자신의 손가락 길이를 다시 한번 잘 관찰해보자. 당신이 갖고 태어난 '남성적 능력'은 과연 어느 정도나 될까?

여성호르몬은 남성호르몬에서
만들어진다

일반인을 위한 강연에서 "여성의 난소에서도 남성호르몬이 분비된다"라고 말하면 이상하다고 이외의 표정을 짓는 사람들이 있지만 앞에 기술한 바와 같이 남녀 모두의 몸에서 남성호르몬과 여성호르몬이 분비된다. 여성의 난소에서도 남성호르몬이 생산되는 것이 분명한 사실이다. 여성에게도 난소, 부신에서 적지 않은 남성호르몬이 분비되고 있으므로 여성스러운 모습을 가졌더라도 사회적 활동이 활발한 여성에서 남성호르몬의 분비량이 비교적 높다. 또한 사회활동에 적극적으로 참여하고 활동하는 여성 중에서도 시지가 짧은 사람을 가끔 볼 수 있다.

(?) 여성 갱년기에서 성호르몬 변화의 근거를 찾아보자

여성에서 50세가 지나서 폐경을 맞이하면 여성호르몬의 분비가 적어진다. 반면 테스토스테론이나 DHEA(dehydroepiandrosterone) 같은 남성호르몬의 분비는 거의 감소되지 않음으로써 갱년기 후의 여성에서 여성호르몬과 남성호르몬의 역전현상이 나타난다. 즉 갱년기를 지난 여성의 체내에는 남성호르몬 우위의 상태가 된다. 여성 중에는 50세를 지날 즈음부터 성질이 거세지고 과격한 성격이 되고 남편을 야단치고 덤벼드는 사람도 있다. 심지어는 수염이 나고 면도를 해야 되는 여자도 간혹 볼 수 있다.

반면 남자 쪽은 50세가 지나면서 남성호르몬이 감소하며 여성호르몬의 비율이 높아진다. 즉 갱년기를 지나면서 여성스러움이 강해지고 남성스러움은 약해진다. 이로 인하여 황혼 이혼 사태가 일어나기도 하고 많은 남자들은 '여자는 무서운 것'이라고 생각하며 기가 죽는 원인이 되기도 한다.

한마디로 남성호르몬, 여성호르몬이라고 하지만 여러 종류가 있기 때문에 그중에 대표적인 성호르몬을 소개한다.

🗣 성호르몬

호르몬은 '내분비선'이란 장기에서 분비되며 신체내외의 환경 변화에 대하여 종합적으로 반응하여 적절한 체내 환경을 만들어 생명을 유지하는데 없어서는 안되는 존재이다. 이 중에서도 자손을 놓고 키우는 활동의 원동력이 되는 '성호르몬'이 분비되는 내분비선은 음낭에 위치한 고환, 복강 내에 위치한 난소 그리고 양쪽 콩팥 위에 있는 부신이다. 성호르몬은 지방의 일종인 콜레스테롤을 원료로 하여 이들 장기 내에서 합성되는데 가장 처음 만들어지는 것이 '황체호르몬(프로게스테론)'이다. 황체호르몬은 여성에서는 수정란이 자궁에 착상하여 클 수 있도록 하여 임신을 시작하게 하거나, 임신 중에 유산이 안 되도록 하는 역할을 하여 임신을 안전하게 유지시키는 중요한 호르몬으로 알려져 있지만 불가사의한 것은 남성에서도 체내에 황체호르몬이 있다는 것이다. 즉 남녀 공히 콜레스테롤을 원료로 하여 황체호르몬이 만들어지며 다음 단계에서 각각 다른 호르몬이 생성되게 된다. 이런 이유로 황체호르몬이 소위 '엄마호르몬'이라고도 불린다.

황체호르몬을 모체로 하여 고환 내에 있는 효소들의 작용에 의하여 가장 강력한 작용이 있는 남성호르몬 '테스토스테론'이 고환에서 최종적으로 만들어지게 된다. 남성호르몬에는 또 다른 종류의 호르몬이 있는데 이것은 'DHEA (dehydroepiandrosterone)'로 주로 부신에서 분비된다. 남성호르몬으로서의 작용 강도를 비교한다면 테스토스테론을 100으로 할 때 DHEA는 20으로 약 1/5 정도의 약한 호르몬이다. 이들 남성호르몬들은 각각 별개로 작용하는 것이 아니라 서로 도우면서 기능을 하는데 신체기능에 가장 중요한 작용을 하는 것은 역시 테스토스테론인 것이다.

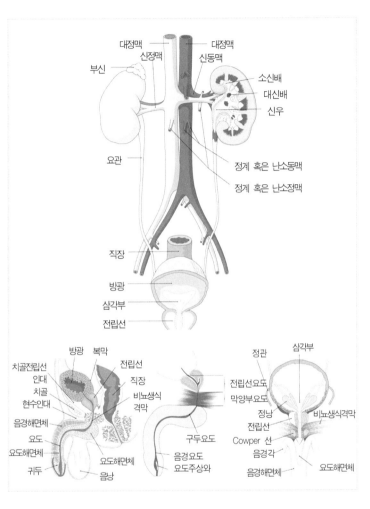

남성의 비뇨생식기 해부도

(?) 여성호르몬은 어디서 어떻게 만들어지는가?

남성호르몬에서 테스토스테론에 해당하는 가장 강력한 여성호르몬은 '에스트라디올(estradiol)'로서 주로 난소에서 분비되지만 흥미로운 사실은 이 여성호르몬의 생성 과정이다. 실제로 여성호르몬의 대표격인 에스트라디올은 최강의 남성호르몬인 테스토스테론으로부터 만들어진다는 사실이다. 구체적으로는 황체호르몬으로부터 DHEA라고 하는 약한 남성호르몬이 만들어지고 이것으로부터 강한 남성호르몬인 테스토스테론이, 이어서 방향화 효소의 작용에 의해 에스트라디올이 생기게 된다. 앞에 기술한 바와 같이 엄마 뱃속에서 남자는 여자로부터 생기지만 호르몬 생성 측면에서는 반대로 남성호르몬으로부터 여성호르몬이 만들어지는 것이다.

남성호르몬의 주된 생성은 고환에서, 여성호르몬은 주로 난소에서 생성되지만 고환, 난소 그리고 부신에서 남성, 여성호르몬 모두가 생성되는데 여기에는 효소의 작용에 의해 체내에서 변환되는 신비로운 기전이 작동하고 있다. 다시 한번 강조하자면 남녀 모두에서 남성호르몬과 여성호르몬이 만들어진다. 그리고 남녀의 차이는 전적으로 체내 성호르몬의 비율이 다르기 때문에 생기는 것이다.

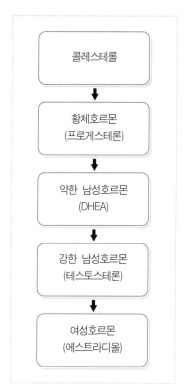

남녀 성호르몬의 생합성 과정

테스토스테론에 의해
유발되는 남성화

남성호르몬에는 '테스토스테론', 'DHEA' 등 여러 종류의 호르몬이 있지만 혼선을 피하기 위하여 '테스토스테론'이란 명칭 한 가지만을 대표로 사용하기로 한다.

테스토스테론은 외성기뿐만 아니라 신체 전신에 다양한 작용을 가진다. 호르몬 고유의 작용에 의하여 남자는 튼튼한 골격 형성과 함께 근육질의 넓은 어깨를 가진 체형을 가지게 된다. 두 번째 테스토스테론 효과가 나타나는 사춘기에 도달하면 음성이 변하는 변성기와 함께 수염도 굵어지는 신체 변화가 온다.

테스토스테론은 뇌의 시상하부에 있는 '성 중추'와 '주기(周期) 중추'에 먼저 작용한다. 여성에서는 시상하부의 이 부위가 성선의 호르몬 분비 주기를 1개월 단위로 조절을 하는 곳으로 이러한 분비 기능으로 인해 난소기능에 리듬이 생겨 '월경주기'가 만들어진다. 그러나 남성의 고환에서는 이러한 1개월의 주기성 리듬이 없다.

남자는 논리적이기 때문에 모든 일에 불필요할 정도로 원리원칙을 따지는 이야기를 곧잘 하는 반면 재잘되고 지껄이는 재주가 없는 사람이 많다. 정년퇴임을 한 다음 동네 사람들과는 서로가 가깝게 만나며 지내야 하는데 이럴 때 일상적인 대화에 익숙지 못하여 고립되어 생활하게 되는 현상들이 생긴다. 이것은 남성에서 좌우 뇌의 소통이 안 되는 것이 원인이라고도 한다. 여성은 남성에 비하여 좌우의 뇌를 연결하는 '뇌량(腦梁)'의 폭이 굵어서 서로의 교류가 잘 되는 것이다. 여성은 일상회화능력이 우수한 특징과 함께 어학력이 남성 보다 우수한 것도 이 뇌량의 크기에 원인이 있다. 이러한 언어중추를 지배하는 것이 바로 테스토스테론이다. 테스토스테론 분비가 그다지 활발치 않는 유아기에는 사내아이들도 말을 잘하다가도 호르몬 분비가 활발하게 되는 사춘기가 되면서 말수가 적고 무뚝뚝하게 되는 것도 언어중추가 테스토스테론에 의하여 영향을 받고 있다는 증거다. 그 외에도 좋아하거나 즐기는 놀이도 남녀 간에 차이가 생긴다.

그림을 보면 남자아이들은 역시 이상한 짐승, 로봇, 벌레잡기, 물고기잡기, 공놀이, 자전거타기 등의 외향적 놀이, 여자아이들은 악기, 인형, 바느질놀이, 엄마놀이, 종이접기 등의 내향적 놀이를 본능적으로 즐긴다. 아이를 키워본 경험이 있는 사람들은 이러한 남아와 여아 사이에 다른 점이 있다는 것을 잘 알고 있을 것이다.

엄마 뱃속에 있을 때부터 남자아이의 뇌는 고환에서 분비되는 테스토스테론의 영향을 받아 행동 활성을 일으키는 도파민이 생산되기 때문에 본능적으로 능동적인 놀이를 즐기게 된다. 이와 같이 엄마 뱃속에 있을 때부터 남아로서의 방향이 정해지고, 사춘기에는 본격적으로 성호르몬 분비가 일어나면서 남성다움이 더욱 더 강하게 된다. 임산부 양수 속의 테스토스테론치를 측정한 결과와 태어난 여아의 행동을 조사하여 발표한 유럽의 유명한 연구 보고가 있다. 여자 아이들이 3세가 되어 보육원에 다니기 시작할 때, 양수 속의 테스토스테론치가 높았던 애들은 원기 발랄, 즉 개구쟁이가 되었고, 반대로 테스토스테론이 낮았던 애들은 점잖고 조용한 아이가 되었다고 하였다. 따라서 생후에 처한 환경이나 본인의 노력에 의하여 어느 정도 개개인의 능력이 개발되지만 사람으로서의 기본 자질은 태아기 때부터 어느 정도 결정되어 있으며 여기에는 테스토스테론이 크게 관여하고 있는 점에 주목하여야 한다.

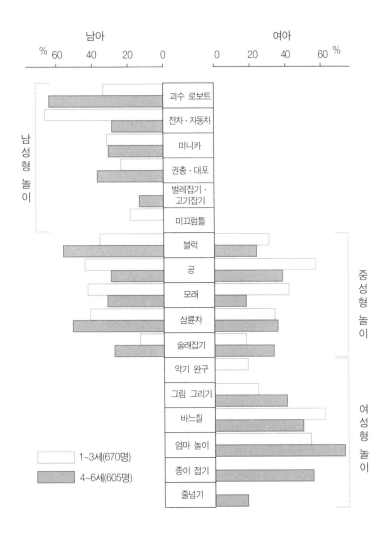

아이들의 '놀이'에서 남녀의 차이(사토, 호르몬과 임상, 1990)

초식성 남성은
테스토스테론치가 낮은가?

뇌의 측두엽 내측 깊숙한 곳에 '편도체(扁桃体)'라는 아몬드 모양의 신경세포 집합체가 있다. '편도체'는 사람의 감정이나 정서와 관련이 있는 부위로서 테스토스테론의 자극을 받으면 사람을 흥분시키고 공격적으로 행동하게 하는 도파민이란 신경전달물질을 분비한다. 남아에게는 엄마 뱃속에 있을 때부터 자신의 고환에서 분비되는 테스토스테론의 영향으로 뇌에 도파민 생산 능력이 부여된다. 따라서 본능적으로 공격적이고 적극적인 행동을 하게 된다. 사춘기-청년기-장년기로 성장하면서 테스토스테론은 그 사람의 성격 형성에 결정적 영향을 미치게 된다. 사춘기 남아에서 활발한 스포츠나 야외 활동은 역시 테스토스테론치가 높은 결과로 나타나는 것으로 보고되어 있다. 초식성 남성에서 적극성이 없거나 남성적 능동성이 낮은 것은 테스토스테론이 낮기 때문에 나타나는 소견이다. 아직은 이러한 사실들이 의학적으로 확실한 사실이라고 말할 수 없지만 최근 한국이나 일본에서는 초식성 남성이 증가하고 있으며 핀란드 덴마크 그리고 미국 등의 서구에서도 유사한 보고가 있다.

처음에 소개하였던 런던의 증권거래인에 대한 조사에서도 돈을 잘 버는 거래인들이 테스토스테론의 영향으로 투기적 모험심이 강하고 그 때문에 큰 승부를 곧 잘하는 '용기'를 가지게 된다. 이 '용기'를 일으키는 것이 바로 테스토스테론인 것이다.

숙년기나 노년기가 되어도 외부로부터 테스토스테론을 보충하면 무엇인가 하고 싶다는 힘이 나와서 생활력이 강하게 된다. 젊었을 때 기업에서 형용할 수 없을 정도로 활동적으로 일을 하였던 비지니스맨이 일정한 나이가 되면 원숙미를 풍김으로써 주위로부터 "○○는 젊었을 때보다 훨씬 둥글둥글하게 원만하게 바뀌었는데"라는 세간의 평을 받을 때가 많다. 원숙미-둥글둥글한 느낌이라는 표현은 플러스가 된다는 느낌을 받게 되지만 실제로 이런 사람에서 혈중 테스토스테론치를 측정해 보면 젊었을 때보다 매우 낮아 있을 가능성이 있다.

뒤에 기술하겠지만 테스토스테론치의 저하는 질병이나 짧은 수명과도 직결될 수 있다. 이럴 때 테스토스테론은 보충해주면 곧 눈에 띌 정도로 원기 왕성하게 변화될 수 있다. 이렇게 되면 힘찬 숙년기를 되찾고 일상 생활에 활력을 가지게 된다.

테스토스테론은 외부 환경에 대한 방어력을 높이는 작용도 함께 가지고 있다. 많은 여성들은 어쩌다 놀라게 되면 "어머나!" 하고 소리 지르며 몸을 움츠린다. 그러나 동일한 여성에게 테스토스테론을 미리 투여해주면 그렇게 놀라지 않는다는 실험결과가 있다. 이것은 테스토스테론이 외부 환경변화에 대한 방어력을 높이는 작용을 한다는 증거인 것이다.

테스토스테론의 폭주는
교양과 자제력으로 막을 수 있다

　형무소에 수용되어 있는 범죄자들을 대상으로 한 다음과 같은 연구보고를 참고해 보자. 한마디로 흉악범들은 테스토스테론치가 높고 경범죄자들은 상대적으로 낮다는 사실이다. 또한 여성 범죄자에서도 혈중 테스토스테론치가 폭력적인 범죄를 일으킨 여성에게서 높고 절도범들에서는 상대적으로 낮았다는 결과가 있다. 이를 보면 테스토스테론이 공격적 성격에 관여한다는 점은 명백하다. 그렇다고 테스토스테론치가 범죄와 직결되어 있다는 것이 아니다. 테스토스테론치가 높다고 폭력적인 것이 아니고 앞에 기술한 대뇌 '편도체'의 조절기능이 잘 작용하지 않는 경우에만 폭력적 성향을 나타내게 되는 것이다. 그 증거로 매주 교회에 나가는 젊은이들은 테스토스테론치가 높더라도 성충동이 억압되어 있다고 보고된 조사 결과가 이를 밑받침 한다.

　사춘기에 문(文)과 무(武) 양쪽을 적절한 비율을 지키도록 훈련을 시키면 용감하기도 하지만 사회적 규율도 함께 잘 지키는 사람이 될 수 있다. 사회적으로 원하는 것은 용기와 규칙을 함께 잘 지킬 수 있는 사람인 것이다. 캠브리지나 하버드 등의 세계 유수의 명문대학에서는 학생들을 기숙사에 넣고 공부도 열심히 시키지만 동시에 건전한 체육활동을 장려하고 있다. 우리의 현재 교육은 아이들이 학교에서 돌아오면 쉴 여유도 없이 바로 방에 쳐 박혀 컴퓨터 게임을 하거나 과외공부로 직행하여 마음 놓고 놀 시간을 전혀 주지 않는다. 당연히 스트레스가 쌓이고 뇌에서 분비되는 성선자극호르몬의 분비도 억제된다. 이런 식으로는 우리 아이들이 앞으로 육체적으로나 정신적으로 건강한 남성으로 크지 못하는 것이 아닐까 하는 걱정이 앞선다.

성호르몬 수용체(receptor)의
작용이 중요한가?

고환, 난소, 부신에서 생산되는 성호르몬은 혈액이나 체액을 통하여 체내를 돌면서 목표하는 세포에 도달한다. 이들은 세포의 핵 속에 들어가 대사를 활성화하여 세포가 증식하게 한다. 이 때 호르몬과 결합하는 수용체(receptor)가 없다면 아무리 대량의 호르몬이 분비되어도 호르몬 고유의 기능을 기대할 수가 없다. 테스토스테론이 효과를 나타내기 위해서는 수용체가 많고 그의 결합 강도도 높아야 한다.

남성의 심볼인 음경을 필두로 치구(恥丘), 겨드랑이, 성대, 수염이 나는 입주위, 체모가 나는 가슴부위, 정강이, 팔 등의 모근부, 여성의 음핵, 대음순, 소음순 등에도 결합 강도가 높은 성호르몬 수용체가 많다. 얼마 전까지만 하여도 테스토스테론의 분비량이 많으면 남성적 능력이 높을 것이라고 판단하기도 하였지만 지금은 그것 외에도 테스토스테론 수용체의 수나 결합 강도도 함께 중요하다고 판단하고 있다.

테스토스테론 수용체의 감수성은 유전적 또는 인종 간에 차이가 있는 것으로 알려져 있다. 예를 들면 모근부 수용체의 결합 강도에 대하여 다음과 같은 흥미로운 조사보고가 있다. 구미에서 여자 학생들을 대상으로 가슴털 유무를 조사한 결과 16%에서 가슴털이 관찰되었다고 하였다. 그러나 여성의 가슴털은 남성에서 보이는 털과는 다른 특성을 가진다. 한편 젊은 남성 중에는 가슴털이나 심지어는 머리카락이 매우 적은 사람이 관찰되는데 놀랍게도 이들에게서 테스토스테론치가 낮고 수용체의 양이나 결합강도 또한 낮은 소견이 관찰된 바 있다.

음경의 크기도 가지각색이다. 물론 유방의 크기도 사람에 따라 다르다. 팔, 정강이에 털이 많은 여성도 있고 사춘기 남자 중에는 심하지는 않지만 유방이 커지는 사람도 있다. 거꾸로 돌려 생각해보면 남녀 모두에서 남성호르몬과 여성호르몬을 동시에 갖고 있다는 점이다. 털이 많은 여성에서는 아마 테스토스테론치가 높아 모근부의 수용체에 영향을 미쳐 이러한 현상이 나타나고, 사춘기에 유방이 커지는 남자는 고환기능이 충분히 완성되지 않은 시점에 남녀호르몬의 비율이 약간 여성 쪽으로 기울어진 것 때문이라고 생각된다. 여하튼 호르몬의 기능이 충분히 발휘되려면 분비량뿐만 아니라 호르몬 수용체의 수나 결합 강도 모두가 필수적이다. 극단적인 증례로서 거의 정상에 근접하는 테스토스테론 분비능을 가진 고환이 있더라도 수용체가 없는 경우에는 고환을 가졌지만 외모는 성숙된 여성인 소위 남성여성화증후군 환자가 출현하게 되는 것이다.

DHEA치가 높으면 100세라도
현역으로 살 수 있다

DHEA(dehydroepiandrosterone)치도 테스토스테론과 같이 개인차가 있으며 고령이 되어도 분비량이 계속해서 높은 상태로 유지되면 나름대로 젊고 기억력도 좋은 사람이 될 수 있다. 한국에서도 잘 알려진 동경에 있는 성 누가 병원의 히노하라 시게아끼(日野原重明) 명예원장은 100세를 넘은 나이에도 현역으로 일을 하고 있는데 그 분의 혈중 DHEA치가 매우 높은 것으로도 유명하다.

특히 여성에서는 테스토스테론이 적기 때문에 DHEA의 중요성이 높다. 또한 각종 성장호르몬은 어린이들이 성장할 때 중요한 호르몬이지만 연령과 함께 분비량이 감소된다. 고령이 되면서 테스토스테론 감소는 중요한 의미를 가지고 있고 현대의학의 수준으로 상세한 작용기전이 명확하게 밝혀진 부분도 있지만 DHEA나 성장호르몬에 대해서는 아직도 완전히 해명되지 못한 점도 있다.

(?) 여성 몸속의 남성호르몬은 나이가 들어도 감소되지 않는가?

사람은 남녀를 막론하고 남성호르몬과 여성호르몬을 모두를 분비하고 두 가지 호르몬의 비율에 따라 남녀의 특성을 각각 유지하게 된다. 그 비율은 연령에 따라 변동하고 있음을 보여 주고 있다(그림). 유아기에는 남녀 공히 여성호르몬과 남성호르몬의 수치가 거의 같

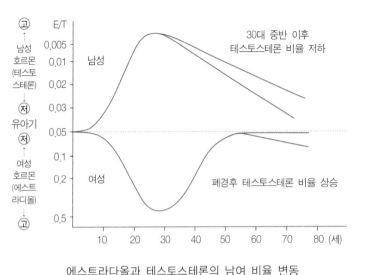

에스트라디올과 테스토스테론의 남여 비율 변동

지만 사춘기가 되면서 여성에게는 여성호르몬치가 급상승하면서 남성호르몬치의 약 2배가 된다. 여성은 여성호르몬의 분비가 서서히 감소하면서 갱년기가 되면 난소에서 여성호르몬 분비가 현저하게 감소되지만 남성호르몬의 양은 별로 변화가 없기 때문에 유아시절 때와 같이 여성호르몬과 남성호르몬의 비율이 비슷하게 된다. 사춘기의 남성 또한 남성호르몬치가 급상승하면서 점점 남성답게 변한다. 남성에서 남성호르몬은 30대 초반에 최고치가 된 후 다시 가령에 따라 감소되어 여성호르몬의 비율이 서서히 높아진다. 그러나 여성과 같이 갱년기가 되더라도 단번에 유아시절의 수준으로 되돌아가지는 않는다. 그러나 서서히 남성호르몬의 분비가 감소하고 여성호르몬의 비율이 상승하면 남자들의 경직된 성향은 서서히 사라지고 원만하고 온순하게 되어가는 것이다. 언제부터인가 가정이 여성 우위로 변해가는 이유가 여기에 있는 것이다.

갱년기 후의 여성을
지탱해주는 DHEA

이때 등장하는 것이 바로 DHEA라는 남성호르몬의 작용이다. 남녀 모두에서 고환, 난소, 부신에서 DHEA라는 남성호르몬의 작용이 분비된다. DHEA의 작용은 테스토스테론 보다는 상당히 약하여 테스토스테론의 남성화 작용의 5분의 1 정도 되는 것으로 알려져 있다. 따라서 남성의 경우는 테스토스테론에 가려져 눈에 띄지 않는 것 같지만 여성에서는 테스토스테론 분비가 적기 때문에 DHEA가 남성호르몬의 작용을 상당히 하고 있는 것이다. 성인기 여성에서는 강력한 여성호르몬인 에스트로겐 분비량이 많고 DHEA에 의한 남성호르몬 작용은 그다지 눈에 띄지 않지만 여성에서는 갱년기 폐경과 함께 에스트로겐 양이 급감하기 때문에 DHEA에 의한 남성호르몬의 작용이 나타나게 된다. 따라서 '남자보다도 더 씩씩한 여자'라고 불릴 정도로 기가 세게 된다. 이렇게 다른 내분비 환경으로 인해 남편이 정년을 맞이하여 가정으로 돌아와 부인과 많은 시간 동안 공동생활을 하고자 하여도 가정생활을 오래 동안 유지해 오던 부인 쪽에서 보면 갱년기 후에는 여성 우위의 자세를 갖고 대응하게 될 가능성이 높다.

남편은 부인을 연인으로,
부인은 남편을 동거인으로 생각한다

　신문을 읽을 때 남성은 보통 1면의 정치, 경제 기사를 먼저 훑어보기 시작하지만 여성은 3면 기사나 생활 기사 부터 읽기 시작한다. 여러 연구 조사의 결과가 이러한 남녀 차이를 보고한 바 있다. 이것은 "남자는 밖으로 다니면서 생존하기 위한 식량을 확보하고, 여자는 집안에서 가정을 지켜야 한다"는 예로부터 지켜오던 남녀간의 각각 다른 역할이 각인되어 나타나는 것인지도 모르겠다. 즉 남성은 나이가 들면서 테스토스테론치가 감소되면서도 태생기에 테스토스테론의 작용으로 뇌에 각인된 "밖으로 나돌면서 생존을 위한 양식을 확보해야 된다"는 남성으로서의 사명감이 있기 때문에 정년 후에도 이러한 관념에서 빠져 나올 수가 없어서 그렇지 않은가 하는 생각이 든다. 그런데 일단 정년 후에는 사회와 떨어져 있게 되어 지금까지의 인맥과 단절된 상태가 많고, 그렇다고 주변에 새롭게 사귈 수 있는 친구들도 생기지 않는 것이 일반적이다. 그런데 부인의 입장에서 본다면 남편의 정년 전부터 근처 지인이나 친구들과 부지런히 교류를 하다가 남편의 정년 후에도 사교 범위가 점점 넓어지는 상황에서 자연히 부부간의 사이가 점점 멀어지면서 소위 황혼 이혼으로까지 발전할 수가 있다.

남녀간의 차이는 상대에 대한 거리감에서도 찾을 수 있다. 표는 401쌍의 중년부부를 대상으로 상대에 대한 "생각"을 조사한 것인데, 40대의 남녀는 당연하게 상대를 '연인', '사랑하는 사람'이라고 느끼는 비율이 높고 남녀간에도 거의 같은 비율이지만 50대, 60대가 되면서 여성은 상대를 단순히 '동거인'이라고 생각하는 비율이 높게된다. 그러나 남자는 처를 '연인', '사랑하는 사람'이라고 느끼는 비율이 나이가 많아져도 거의 변하지 않는다.

남성에서 여성은 몇 살이 되어도 보호하고 보살펴야 한 존재, 그리고 그 연장선상에 '사랑하는 사람'이라는 감정이 더해지면서 앞에 기술한 성호르몬의 연령적 변화에도 영향을 미치는 것인지 모른다. 여성이라도 DHEA에 의한 남성호르몬의 작용으로 인해 성의식이나 성욕이 있다고 생각되며 몇 살이 되어도 누군가는 사랑하고 싶다는 본능이 있다. 그것이 남편에게로 가지 않는 것은 정년 후 퇴임 남편이 '무엇인가 하고자 하는 마음'이 없어지고 동시에 남자로서의 '빛'을 상실했기 때문인지도 모르겠다.

다음에 기술하는 테스토스테론보충요법은 남성의 '무엇인가 하고자 하는 마음'을 회복시키고 병을 예방하는 효과가 있지만 다른 한편으로는 가족 관계를 재인식하게 하는 효과도 기대된다.

연령(세) / 의식	연인이라고 생각		동거인이라고 생각	
	남편(%)	부인(%)	남편(%)	부인(%)
45~49세	30	11	10	10
50~54세	18	11	15	16
55~59세	15	8	8	15
60~64세	21	8	13	29
평균	21	9.5	11.5	17.5

중년부부 401쌍의 상호의식 관계

제**2**장

남자의 수명은 왜
여자보다 짧은가?

남자의 수명은 왜
여자보다 짧은가?

남녀 평균 수명
차이는 7년이다

　남녀 간에는 평균 수명에도 차이가 있다. 한국은 2013년 기준으로 남자 77세 여자 84세로 세계 17위권이며 남녀간 평균 수명 차이는 선진국과 같이 7년 정도 되는 것으로 보고되고 있다. 세계 최장수국인 일본의 2012년 평균 수명을 보면 여성은 86.4세로 세계 1위, 남성은 79.9세로 전년도 8위에서 5위로 상승하고 남녀간 7세의 평균 수명 차이도 수년간 지속되고 있다. 유럽의 프랑스에서 남녀 평균 수명 차이는 8년인 데 비해 아프리카 피그미족의 남녀 평균 수명 차이는 1년밖에 안된다. 심지어는 경제적 수준이 최상위에 있는 국가의 남성의 평균 수명 조차도 가장 낮은 국가의 여성과 거의 비슷하다. 여기에는 무슨 이유가 있을까?

　연령대별 남녀의 평균 수명 곡선을 보면 50세까지는 남녀의 생존율

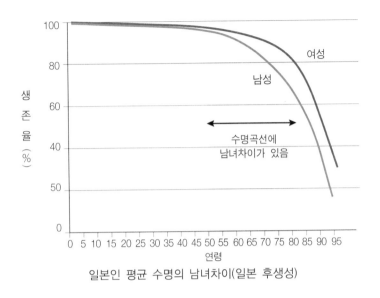

일본인 평균 수명의 남녀차이(일본 후생성)

에 거의 차이가 없으며 성별간 차이도 보이지 않는다. 80세 이후에도 남녀간에 생존율 곡선이 유사한 모습으로 하강하고 있다. 그렇다면 50세부터 80세 사이의 황혼기에서는 남성 신체가 여성에 비해 약해지는 이변이 생기는데 어떤 이유로 이러한 현상이 일어나는 것일까?

남녀 평균 수명 차이의 원인은
악성 종양과 순환기 질환이다

일본 후생성이 발표한 인구동태 통계에서 50세부터 80세까지 사망 원인을 보면 흥미로운 경향이 관찰된다. 50세부터 80세에 걸쳐 사망 원인의 반수 이상은 '악성 종양(암)'과 '순환기질환(심장질환 및 뇌혈관질환)'이다. 이 중에서도 주목할 것은 남녀간의 성별 차이이다.

50세부터 80세까지의 황혼기에는 암과 순환기질환에 의한 사망자가 남성에서 여성의 약 2배가 된다. 어떤 이유로 황혼기의 남성은 여성에 비하여 암이나 순환기 질환에 의해 사망하는 확률이 높아지는가?

50-80세 남녀의 사망원인(일본 후생성)

구 분	남 성	여 성
악성 종양에 의한 사망	약 14만	약 7만
순환기질환에 의한 사망	약 5.5만	약 2.6만

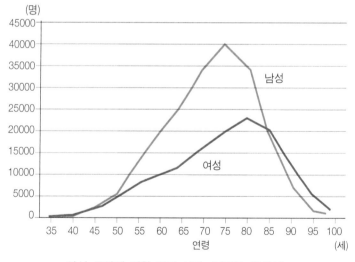

악성 종양에 의한 연간 사망 수(일본 후생성)

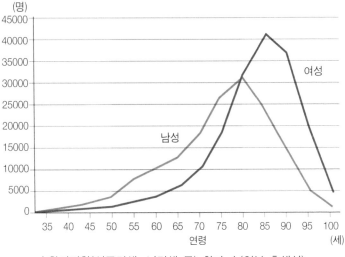

순환기질환(심근경색, 뇌경색 등) 환자 수(일본 후생성)

- 남성은 대사증후군(당뇨, 비만, 고혈압 및 고지혈증이 같이 발병하는 복수의 질환군) 발생빈도가 여성보다 3배 이상으로 흔하게 발생한다. 대사증후군 환자에서 세포가 열성화 됨으로써 암 발생도 높다.
- 생활습관도 원인이 될 수 있는데 전체적으로 남성의 생활이 훨씬 난잡(亂雜)하다.
- 생활 습관 중 흡연과 음주도 암의 발생과 관련이 있는 데 이 2가지 습관 모두 남성에서 빈도가 높다.

최근 순환기질환과 성호르몬의 관련성도 서서히 밝혀지고 있다. 즉 테스토스테론을 비롯한 남성호르몬 감소가 황혼기 남성에서 심근경색, 뇌경색 등의 혈관성질환이 빈발하게 발생하는 원인과 관련성이 있다. 따라서 의학의 발달이나 의료 접근성의 개선으로 인해 개개인이 스스로 생활 습관을 관리하거나 호르몬 검사를 통해 이들 질환을 예방할 수 있는 시대가 오고 있다.

남녀 혈관에도 다른 점이 있다

순환기 질환은 허혈성 심질환과 뇌혈관 질환으로 대별된다. 이들 2개의 질환으로 인한 연간 사망자수는 50세부터 80세까지의 황혼기 남성에서 뚜렷하게 많이 발생한다(그림). 이러한 차이는 남녀 성호르몬의 혈관 보호 작용이 달라서 생기며 이로 인해 남녀간 평균 수명의 차이로까지 이어진다. 남녀 성호르몬 모두가 혈관을 보호하는 작용이 있다. 이 두 호르몬이 충분히 분비되고 있는 갱년기 전에는 남녀 모두 동맥경화가 원인이 되는 심장질환이나 뇌혈관질환들이 매우 낮은 빈도로 발생한다. 그러나 50세 전후에 갱년기가 되면 특히 여성에게는 여성호르몬 분비가 급격하게 줄면서 혈관보호작용이 갑자기 약하게 된다.

여성에서 남성에 비하여 동맥경화로 인하여 생기는 혈관계 질환이 낮은 빈도로 발생하는 것은 무엇 때문일까?

실제로 성인기의 여성에서 분비되는 여성호르몬의 혈관보호작용이 남성호르몬에 비하여 매우 강력하기 때문이다. 여성에서 갱년기가

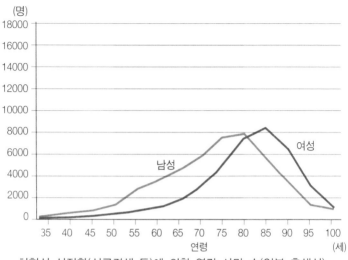

허혈성 심질환(심근경색 등)에 의한 연간 사망 수(일본 후생성)

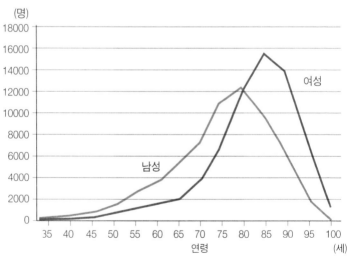

뇌혈관질환(뇌경색, 뇌출혈 등)에 의한 연간 사망 수(일본 후생성)

되어도 과거 여성호르몬에 의해 유지되었던 강력한 혈관보호효과가 서서히 감소되기는 하지만 70세 후반까지도 유지된다. 따라서 혈관에 급격한 노쇠현상만 일어나지 않으면 혈관질환을 피할 수 있다. 그러나 여성호르몬에 의한 혈관 보호작용 효과도 갱년기 이후에는 서서히 약해지다가 80세가 지나면 동맥이 급격히 경화되면서 심질환이나 뇌혈관 질환으로 인한 사망 예가 급격히 증가하는 것이다.

남성호르몬도 혈관 보호작용이 있기는 하지만 여성호르몬처럼 강력하지 않기 때문에 여성의 혈관에서 볼 수 있는 수준의 보호작용을 기대할 수가 없다. 이것이 여성에 비하여 남성에서 혈관장애가 흔하게 일어나는 이유가 된다. 원래 혈관을 보호하고 있는 것은 질소와 산소로 구성되어 있는 일산화질소(NO, nitric oxide)란 화합물이며 혈관의 평활근을 이완시키는 작용을 가지고 있다. 성호르몬은 일산화질소의 생산을 촉진한다. 즉, 성호르몬은 일산화질소를 만들어 혈관의 유연성을 높이고 혈류를 원활하게 유지하는 중요한 작용을 가지고 있다.

남성에서 갱년기가 지나 황혼기가 되면 성호르몬치가 지속적으로 저하된다. 이로 인해 혈관의 경화가 빨리 진행되어 혈관장애로 인한 사망자 수가 증가한다. 즉 남성에서는 여성보다도 10년 정도 빨리 혈관장애가 나타나게 된다.

갱년기장애는
어떻게 일어나는가?

② 왜 사람에게서 '갱년기'가 찾아오는 것일까?

한마디로 여성 갱년기장애에는 '난자의 사용가능한 년수'라는 문제가 관여하고 있다. 난자를 채취할 수 있는 난소 내에 있는 세포집단을 '난포'라고 하는데 여성은 출생시 20~30만개의 난포를 가지고 태어난다. 이것이 20~30대까지 매우 활발하게 활동하다가 40대 이후부터 서서히 염색체 이상이 증가하기 시작하면 선천성 기형이나 장애를 가진 아이를 출산할 가능성도 높아진다. 최근 들어 40세 이상의 여성에서도 시험관애기 시술과 같은 보조생식술을 이용한 불임치료가 적극적으로 시도되고 있으므로 출산을 계획하고 있는 고령 여성에서는 반드시 산전 유전자검사를 하도록 권유되고 있다.

난포 배란기능은 개인차가 있지만 50세가 지나면 전반적으로 가용년수가 끝나 '폐경'을 맞게 되는데 이것은 선천성 장애를 가진 아이가 태어나지 않도록 하는 자연의 생물학적 섭리인 것이다. 난포의 가용년수는 최대 약 40년 정도이다. 영양상태나 생활환경 등이 상당히 향상되어도 이것은 고대 이집트시대부터 변함없는 현상이다. 난소기능이 정지하여 폐경이 오면 난소의 기능을 유지하여 주는 여성호르몬의 분비가 소실되면서 급격한 갱년기 장애가 찾아온다. 50세 이후의 여성에서 혈중 에스트로겐 농도는 동일 연령에 있는 남성의 절반 정도 수준까지 저하된다.

　남성의 고환은 이와 달리 급격한 기능저하가 일어나지 않고 30대 초반을 최고점으로 한 뒤 서서히 테스토스테론 분비가 감소된다. 그러나 70세 전후가 되어도 테스토스테론 분비가 감소되지 않고 정상적인 생식능을 가지고 있는 사람도 있다. 즉 개인차가 상당히 있다는 뜻이다.

　남성과는 달리 여성에는 폐경이란 급격한 신체변화가 있기 때문에 "폐경은 바로 갱년기 장애"라고 자각할 수 있으나, 남성에서는 이와 같이 눈에 띄는 자각 증상이 없기 때문에 테스토스테론이 저하되고 있다는 것을 자기 자신이 알 수 없는 경우가 많다. 즉 자각 증상이 거의 없기 때문에 몸 안에서 일어나는 여러 가지 '부조화'로 인한 문제를 놓치는 경우가 많다.

　다음은 테스토스테론결핍증후군(혹은 남성갱년기증후군, 후기발현저성선증으로 불림)에서 생기는 신체적 및 심리적 문제들이다.

▍갱년기장애(40~60세)

1. 성기능 장애(성욕 저하, 발기부전, 사정량 감소, 극치감 저하)
2. 여성과 동일한 자율신경계 장애(안면홍조, 심장의 두근거림, 빈맥, 발한 등)
3. 우울증, 인지 장애, 활력저하(집중력 저하, 공간 인지능 저하, 의욕상실)
4. 대사증후군(당뇨병, 비만, 고지혈증, 고혈압)

❚ 숙년기장애(60~80세) : 갱년기장애와 병발하는 경우도 많다

1. 피로증후(일반적인 전신 신체기능 불량)
2. 근육 양 및 힘 저하
3. 어깨, 허리 등의 통증
4. 수족의 부종, 관절통

❚ 고년기장애(80세이상)

1. 인지 장애, 치매(알츠하이머병)
2. 이동 장애(근골격계 기능 장애, 운동 장애, 보행 장애)
3. 허약증후군(면역력 저하)

남성들도 40~50대가 지나면 테스토스테론치가 감소되는데 이 시기에 몸에 나타나는 문제를 단순히 가령(加齡)의 영향이라고 생각하는 사람들이 많다. 테스토스테론은 마치 교향악단의 지휘자와 같아서 지휘자에 문제가 생기면 관악기, 현악기, 타악기 등 가지각색의 악기 조합에 다소간의 부조화가 생기기 마련이다. 교향악단에서 부조화는 곧 청중의 수준 높은 귀 감각에 거슬리고 지휘자의 어설픈 마무리로 인해 교향악단 전체의 협연이 깨어지기 마련이다. 사람 몸에서도 테스토스테론치가 감소하면 신체 기능의 조화가 깨어지게 되고 이어서 여러 가지 질병이 동시다발적으로 생기게 된다. 이런 부조화 상태가 방치되면 여러 증상들이 연쇄적으로 생겨 신체전반에 부담을 주게 되어 여러 가지 질환이 생기게 되고 끝내는 수명 단축으로까지 이어지게 된다.

특히 "젊었을 때는 몸에 부담이 없었는데..", "젊은 시절에는 철야 근무를 해도 문제가 없었는데.."라고 하였던 과거의 산업 역군이나 맹렬 사원도 회사에서 어느 정도 위치의 중견사원이 되면서 모든 일을 적당히 큰일 없이 둥글둥글하게 마무리하게 된다. 이러한 현상은 젊었을 때에 비하며 테스토스테론치 감소가 시작되고 성기능저하, 우울증, 대사증후군 등의 증상이 하나둘씩 더 해가면서 신체 전반의 기능저하로 진행되기 때문이다. 이들에게서 측정된 혈중 테스토스테론치는 예외 없이 평균치를 훨씬 밑도는 결과를 나타낸다. 테스토스테론 결핍증후군은 자각증상이 뚜렷하지 않은 상태로 갱년기 남성의 20~30%에서만 나타나지만 남성건강의학적 측면에서는 매우 주의하여야 하는 문제인 것이다. 최근 UN은 전세계 인류의 체질과 평균 수명을 고려하여 새로운 연령 기준(미성년자 0~17세, 청년 18~65세, 중년 66~79세, 노년 80~99세, 장수노인 100세 이후)을 제안하고 있는 시점에서 남성갱년기를 이해하고 이를 극복하기 위한 노력은 건강의학의 중요한 축이 될 것이다.

다음은 테스토스테론결핍증후군 원인의 하나인 대사증후군이 무엇이고 어떤 위험이 있는지를 설명하고자 한다.

? 대사증후군의 시작과 위험성

대사증후군은 쉽게 이야기하면 테스토스테론결핍증후군의 시작이

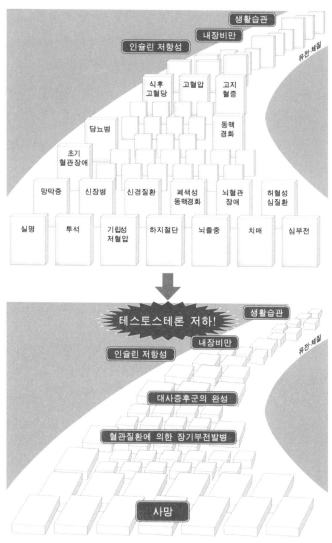

대사증후군의 도미노현상(이토, 일본임상, 2003)

라고도 할 수 있다. 즉, 대사증후군은 테스토스테론결핍증후군에 동반되는 다양한 질환의 하나로 나타나기 시작하는 것이다. 당뇨, 비만, 고지혈증, 고혈압이 함께 나타나는 소위 "죽음의 4중주(重奏)"로 불리는 대사증후군이 마치 "도미노(DOMINO)"처럼 나타나기 시작하면 점점 그 속도가 빨라지고 이들을 도중에 멈추게 할 수 없는 판국이 오게 된다. 이와 같은 "도미노"의 시작이 있기 전에 미리 예방하는 것이 중요하다. 여기서 강조되는 점은 잘못된 생활습관인 과식, 과음, 흡연, 수면부족, 운동부족 등을 교정함으로써 대사증후군을 예방하는 것이다.

❓ 과연 "도미노 현상을 처음 유발하는 원인"은 무엇인가?

대사증후군의 하나인 당뇨병은 남성에서 여성보다 이환률이 3배 정도 높다. 그런데 그 이유에 대해서 거의 논의된 적이 없다는 것은 참 이상한 일이 아닌가 생각된다. 또한 식습관이나 운동습관에도 남녀차가 그리 많은 것 같지 않다. 남녀 모두 좋은 음식을 찾아다니면서 호식하고 싶어하지만, 걷기 싫어서 주로 차를 타고 다니는 경우는 여자들에게 훨씬 많다. 그래도 남자들은 고집스럽게 걸어보려고 애쓰는 것이 보이지만 여자들은 기를 쓰면서 에스컬레이터나 승강기를 찾아간다. 만원 전차에서도 빈 좌석이 있으면 그것을 차지하는 것은 주로 중년 여성들이다. 그런데도 대사증후군환자가 남성에게 더 많다는 것은 무엇을 의미하는 것일까?

결론적으로 남성에게 대사증후군이 많은 것은 테스토스테론치의 감소가 가장 큰 원인이 되는 것이다. 지금 우리가 생각하는 있는 것 중에는 '테스토스테론 감소'라고 하는 인자가 완전히 배제되어 있는 것이 아닐까?

테스토스테론치가 떨어지면
내장지방 비만이 생긴다

체내지방에는 '피하지방'과 '내장지방' 두 가지가 있다. 그런데 대사증후군에서 위험시되는 것은 내장지방이다. 즉 내장지방 비만이 중년 남성에서 심각한 문제가 되는 것이다.

피하지방이라고 하는 것은 문자 그대로 피부 바로 밑에 축적되는 지방을 말하는 것으로 볼록 튀어나온 배를 만져보면 손가락 끝에 쉽게 만져지는 부드러운 지방이다. 또한 내장지방이라는 것은 복강내에 있는 간이나 장 등 내장 주변에 붙어 있는 지방으로 이것은 혈관 내에 들어가기 쉽기 때문에 생활습관병이나 대사증후군의 원인 인자가 되기 때문에 매우 위험한 존재가 되는 것이다.

이와 같이 내장지방은 나이를 먹으면서 증가되고 여성보다 남성에서 축적되기 쉽다. 그렇다면 왜 이러한 현상이 나타나는 것일까?

여성에서는 영양분을 과잉 섭취하여도 여성호르몬의 하나인 에스트로겐의 작용으로 과잉된 만큼 피하지방으로 축적된다. 이 지방세포는 흰색을 띠고 있는 것이 특징이며 여성은 백색 지방세포가 피하에 축적됨으로 뚱뚱한 체형을 유지하게 된다. 반면 남성의 경우에는 테스토스테론의 작용에 의하여 피하에 축적된 백색 지방세포를 갈색 지방세포로 변화하여 에너지원으로 사용한다. 특히 남성에서는 남성호르몬이 충분히 분비되면 과잉 섭취된 영양분을 근육활동의 에너지원으로 사용하기 때문에 보통 내장지방 비만을 일으키는 일이 없다. 이러한 현상은 축구선수나 레슬링선수를 보면 쉽게 이해가 간다. 이들은 일반사람들 보다 놀라울 정도로 월등하게 영양을 과잉섭취하면서도 이를 근육에서 소비하기 때문에 비만으로 이어지지 않는다. 추가하여 남성에게는 백색 지방세포로 피하에 축적된 후에도 테스토스테론이나 아디포넥틴(지방 연소를 촉진하는 호르몬과 같은 물질)의 작용으로 갈색 지방세포로 변화하는 기능을 체내에 가지고 있는 것이다. 일반사람들은 상상도 못할 정도의 힘으로 서로 몸을 부딪치고 극도로 피로가 쌓이고 금방 쓰러질 것 같아도 테스토스테론의 작용에 의해 음식을 섭취하면 곧 피로가 회복되고 에너지로 변한다. 씨름선수 같은 운동선수가 아닌 젊은 남성들도 운동부족이 있더라도 테스토스테론 덕분으로 내장지방 비만은 거의 일어나지 않는다. 이들도 나이가 들면서 은퇴 후에는 아무리 노력을 하여도 혈중 테스토스테론치가 점점 감소되기 때문에 식사를 포함하여 생활습관에 세심한 주의를 기울이지 않으면 대사증후군을 불러들이게 된다.

전립선암 환자에서 항남성호르몬요법으로 혈중 테스토스테론치를 거의 제로수준으로 낮추면 내장지방 비만 등 각종 대사증후군의 증상들을 가진 증례들이 많이 발생하는 것도 모두 이상과 같은 원리에 의한 것들이다. 실제로 이를 확인하는 동물 실험 결과도 있다. 테스토스테론 수용체가 결핍된 쥐에서 내장지방 축적이 비정상적으로 많아짐으로써 내장지방 비만이 생기는 것이다. 또한 대사증후군으로 진단된 중고령 남성에서 혈중 테스토스테론치를 측정하면 중증일수록 그 수치가 낮다는 연구결과가 보고되고 있다. 이와같이 테스토스테론 결핍이 내장지방 비만 그리고 대사증후군의 발병과 직접적인 연관성이 있다는 것은 과학적으로 명백히 밝혀진 사실이다.

테스토스테론 분비가 저하되어 백색지방에 의한 내장지방 비만으로 진행하면 아디포넥틴의 생산이 줄고, 인슐린 저항성이 높아지면서 당뇨병이 된다. 이러한 사실은 남성에서 여성의 3배나 높은 당뇨병 이환률과도 부합된다. 따라서 대사증후군 도미노에는 테스토스테론 결핍이라고 하는 인자가 추가되어야 한다고 확신한다. 이러한 관점에서 의사나 영양학자들이 "식생활과 운동으로 대사증후군이 예방될 수 있다"고 강조하는 것은 전혀 부자연스럽지 않다. 현재 국민건강보험 진료 하에서 대사증후군이라는 진단만으로 테스토스테론을 측정하여 테스토스테론결핍증후군을 진단할 수 있다.

앞에서 기술한 바와 같이 테스토스테론은 '무엇인가 하고 싶다'는 의욕을 일으키는 원동력이 된다. 따라서 '무엇인가 하고 싶다'는 생각이 없는 남자에게는 '식생활과 운동'을 관리해야 한다고 아무리 호소하여도 아무 소용이 없다고 생각된다. 혈중 테스토스테론치 감소에 의하여 생기는 당뇨병은 혈관장애와 매우 깊은 관련성이 있다. 이러한 증상의 뒤에는 지방대사장애가 있고, 만약 비만이 되어 체질량지

수(BMI)가 높아지면 지방이 동맥내벽에 침착하여 동맥경화가 급속하게 진행하게 된다. 특히 당뇨병에 의한 동맥경화는 테스토스테론이 저하되면 혈관 평활근의 이완력을 더욱 떨어뜨려 신체 전반의 혈류장애가 심화되어 종국적으로 남성에서 평균 수명의 단축으로 이어진다.

테스토스테론치가 낮을수록
병이 많아지고 수명도 단축된다

   남녀 성호르몬의 혈관 보호작용은 차이가 있으며, 대사증후군은 남자에서 더 많고 평균 수명에도 남녀 차이가 있다는 사실은 그림에서 보는 것과 같다. 테스토스테론치가 낮을수록 여러 가지 질병이 생긴다는 연구 결과는 한국뿐만 아니라 미국, 유럽, 일본 등에서도 자주 발표되고 있다. 테스토스테론치가 낮음에도 불구하고 남성들은 약간의 경한 증상만으로는 쉽게 병원을 찾지 않는다는 고집이 있다. 이와 반대로 여성들은 주저하지 않고 병원을 찾는 경향이 있다. 이러한 점도 남녀간에 7년 정도의 평균 수명 차이가 생기는 원인의 하나가 될 수 있다. 중노년 남성 여러분께서 느끼는 체력 저하나 만성 피로감이 테스토스테론치 저하와 밀접하게 관련되어 있을 수 있다.

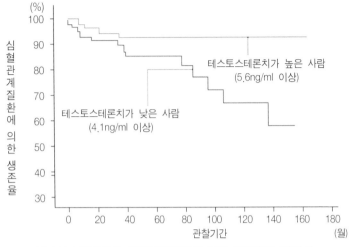

테스토스테론치와 심혈관계질환에 의한 생존율의 관련성
(아키시타 등, Atherosclerosis, 2010)

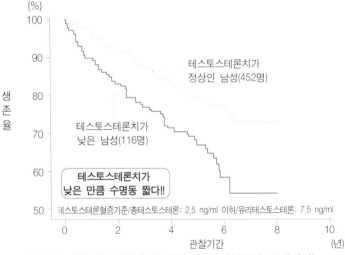

테스토스테론치와 생존율의 관련성(미국퇴역군인 40세이상)
(Shores 등, Arch Intern Med, 2006)

남녀의 연령별 병원 이용빈도

연령(세)	남성(%)	여성(%)
18-29	67	93
30-44	70	90
45-64	82	93
65이상	75	93
평균	76	92

(미국 Commonwealth Fund 2000)

테스토스테론치 저하가
인지 장애(치매)를 일으킨다

최근 테스토스테론이 인지 장애와 연관이 있을지도 모르겠다는 사실이 주목받고 있다. 우리의 몸은 사용하지 않으면 퇴화되기 마련이다. 비슷한 예로 사람이 운동을 하지 않으면 근육량이 감소하게 되는데 병원에 약 2주간 입원하여 침대에서 움직이지 않는 생활을 하고 나면 다리의 근육이 퇴축되어 걷기도 힘들게 된다. 뇌도 마찬가지다. 현역시절에는 산업 역군으로 맹렬히 일하던 남성도 직장에서 퇴직하면 처마 밑에서 졸고 있는 고양이 같이 아침 늦게까지 자고 TV는 아무 것이나 틀어놓고 미지적 거리면서 집에서 칩거하며 지내는 경우가 많다. 신문도 보기 싫고 부인이 여행을 가자고 해도 "당신 혼자서 가!"라고 하면서 흥미를 나타내지 않는다. 며칠만 쉬어보면 만사가 귀찮고 무엇인가 하고자 하는 생각이 사라지게 된다.

(?) 정년퇴임한 남성에서 인지 장애가 쉽게 생기는 것은 무엇인가?

하고 싶은 의욕이 없어지고 뇌를 쓰지도 않는 편안한 생활은 인지 장애가 내부적으로 진행될 수 있는 위험인자가 된다. 테스토스테론은 앞에서 기술한 바와 같이 '무엇인가 하고 싶다'는 의욕을 북돋아 준다. 구체적으로는 사람에게 힘을 주고 의욕을 주고 활력을 주는 '도파민'이란 신경전달물질의 분비를 증진시키고 뇌의 시상하부(視床下部)에 있는 편도체(扁桃体)나 측좌핵(側左核)을 자극한다.

테스토스테론 감소는 인지기능의 저하와 연결된다. 고령이 되면서 가까운 사람의 이름이 생각나지 않고 자기 집 전화번호나 자신의 핸드폰 번호가 바로 생각나지 않는 등 기억력 저하 또는 기억력 상실현상이 나타난다. 이 시기에 행동 활성이 저하되고 자극 없는 생활이 계속 되풀이 되면 이런 기억 장애 현상은 보다 빈번하고 심하게 일어난다. 이미 뇌 속에서는 이변이 일어나고 있는 것이다.

우리의 정상적인 일반생활에서 체험한 정보는 우선 대뇌의 일부인 해마(海馬)라고 하는 곳에서 일시 저장되지만 해마의 기능이 떨어지면 '아세틸콜린'이라는 물질이 감소되고 이것이 보존되는 위치인 척수도 위축됨으로써 노령에서의 인지 장애의 원인이 된다. 이러한 작용을 가진 도파민이나 아세틸콜린을 충분히 분비시키고 인지 장애를 방지하기 위해서라도 테스토스테론은 반드시 필요하다는 사실을 잊어서는 안 된다.

제3장

아침발기로
당신의 혈관 연령을
알 수 있을까?

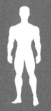

제3장

아침발기로
당신의 혈관 연령을
알 수 있을까?

아침발기의 소실은 동맥경화의
신호이다

남녀 성호르몬 간에 혈관보호 작용의 차이가 남녀 평균 수명을 차이 나게 하는 중요한 원인이 된다는 사실은 이미 기술한 바 있다. 그렇다면 나 자신의 혈관 노화는 어느 정도일까?

⑦ 남성이라면 자기 스스로 자신의 혈관 노화 정도를 알아낼 수 있다!

이 장에서는 혈관의 노화 정도와 관련이 있는 '발기부전(ED, erectile dysfunction)'에 초점을 맞추면서 이야기 하고자 한다. 먼저 독자들이 기존에 가진 오해부터 풀어가기로 하자. 발기부전은 '성적 흥분으로 유발된 음경 발기가 불충분하여 성교가 불가능한 것'으로 일반인들에게 이해되고 있지만 남성에게는 음경 발기에 더하여 또 하나 매우 중요한 현상이 있다. 그것은 아침발기이다!

사람에게는 깊은 수면에 빠져 있는 동안 안구가 진동하듯 떨면서 움직이는 안구진탕(REM, rapid eye movement) 소견이 관찰되는데 이러한 소위 'REM수면' 중에는 부교감신경의 흥분에 따라 장 운동이 활성화된다. 이 운동과 연관되어 장의 친척과도 같은 존재인 음경(페니스)이 발기된다는 매우 기본적인 생리 현상이다. 수면 중에서도 특히 REM수면 중에 몇 번이고 음경 발기가 일어나는데 마지막 REM수면시 음경 발기가 일어날 때 잠이 깨면서 자각할 수 있는 것이 바로 아침발기인 것이다. 아침발기는 방광에 소변이 충만되어 있는 경우 배뇨중추(천수 2, 3, 4번)자극으로 더욱 뚜렷히 나타난다. 이러한 현상이 불완전하게 나타나는 현상은 매우 중대한 성기능 장애인 것이다. 여러분이 자신의 혈관 노화 정도는 스스로 쉽게 측정할 수 있는 것이 바로 이 '아침발기'인 것이다. 대사증후군 환자에서 흔히 나타나는 심혈관장애의 조기 증상으로서 남성에서 중요한 생리인 발기부전이 숨어 있을지도 모른다. '아침발기가 없어진다는 것은 신체의 어떤 곳에서 스스로가 자각하지 못하고 있는 채 몰래 진행되고 있는 중대한 동맥경화가 있음을 경고하는 신호인 것이다.' 이러한 관점에서 발기부전, 심혈관장애, 뇌혈관장애 사이의 연관성에 관한 연구가 많은 학자들에 의해 수행되고 있고 실제로 이러한 사실을 확인하는 연구 결과가 최근 급격히 증가되고 있다.

흔히 '발기', '아침발기' 같은 말은 입에 담기만 하여도 당황하거나 수치심을 느끼고 때로는 미묘한 대화 분위기가 만들어지기도 하지만 사실 발기라는 단어에 반드시 '성교'를 연상할 필요는 없다. 환자를 직접 다루는 의료인들조차도 '성(性)'이라는 말은 숨기고 싶고 꺼내어 말하기 싫은 본능적 반응 때문에 환자에게 질문하기를 외면하는 경우가 다반사다. 이것은 여성 환자들에게 '월경'에 관하여 당연하게 질문하는 것과는 아주 반대적 입장인 것 같다.

일반인들이 갱년기에 대처하는 방법도 사람에 따라 다르게 나타나고 있다. 갱년기가 지나면서 누구에게나 여러 가지 형태의 기능적 퇴화가 찾아오기 마련이다. 그중 중요한 지표의 하나가 아침발기의 감퇴나 소실이다. "자연 현상이므로 그대로 받아들여야지", "가령(加齡) 현상이니 방법이 없다"라고 단념한 채 숙명적으로 받아들이는 사람이 많지만 반대로 적극적으로 치료를 받는 사람은 소수이다.

"발기부전의 배후에는 심혈관이나 뇌혈관 장애의 위험성이 숨어 있다." 이런 사실을 알게 된다면 '발기부전은 자연현상이므로 그대로 받아들여야지'와 같은 생각을 가지거나 이야기 할 수 없지 않을까?

성적 자극에 의한 발기 보다
수면과 관련된 발기가 중요하다

우리가 흔히 경험하면서도 거의 무심하게 지나버리는 기본적인 생리현상이 있다. 이것은 매우 중요한 기본적인 생리현상으로 소위 '수면관련 발기현상'이다.

남성은 수면 중 특히 REM수면 중에 본인이 느끼지 못하고 조절되지 않는 발기, 즉 무자각 불수의적인 발기가 일어난다. 음경 발기가 자기 자신이 모르는 사이에 일어난다는 이야기다. 테스토스테론 결핍 상태에서는 바로 이 무자각 발기가 소실된다는 사실로 미루어 보면 REM수면 중 발기가 유발되는 데는 테스토스테론이 아주 밀접하고 강하게 관련되어 있는 것이다.

REM수면은 신체는 자고 있는데 뇌는 계속 활동하고 있는 상태이다. 정상 남성에서는 하루 밤 중에 최소 4~6회 이상의 REM수면에 들어간다. REM수면 중에 꿈을 꾸며 수면중 발기도 일어난다. 일반적으로 잠이 들 때는 non-REM수면이 먼저 오고, 그 후 1~2시간 뒤에 REM수면으로 바뀐다. 이 시간 이후의 수면 중에도 non-REM수면과 REM수면이 서로 교차되어 나타난다. 자동차가 고속도로를 주행할 때 아무것도 하지 않으면 자동차가 서기 때문에 엑셀레이터를 밟고 있어야 하는 것 같이 사람에서도 수면 중에 모든 신체기능이 정지되면 안 되기 때문에 REM수면 중에는 부교감신경계의 기능이 증가되고 모든 내장장기도 계속적으로 활동하게 된다. 이와 같이 전체 내장장기의 기능이 높게 계속되는 동안 음경도 함께 반응을 일으킨다. 즉 REM수면 중에는 내장장기의 기능이 활발하게 되며 이러한 내장장기 활동의 일환으로 음경도 반응하여 무자각 발기가 생기는 것으로 설명된다. 이러한 무자각 발기는 남자 태아가 어머니의 자궁 속에서 성장하는 태생기에도 관찰되는 생리현상이다.

조각가 로댕의 작품 중에는 가운을 입은 소설가 발자크를 조각한

조형물이 있다. 모두 같은 생각을 가지지는 않지만 그 조각에는 의학적으로 대단하고 흥미로운 비밀이 숨겨져 있다. 실제로 발자크는 가운 밑에 아침발기가 일어난 음경을 숨기고 있는데 이것은 사람들 앞에 보일 수 없기 때문에 가운을 걸치고 있는 것이다. 진위 여부는 로댕이나 발자크에게 직접 듣지 않아 모르지만 적어도 로댕은 아침발기가 남성에게 중요한 생리현상이라는 것을 알고 있었을 것으로 추정된다.

아침발기는 혈중 테스토스테론치와 밀접한 관계가 있다. 혈중 테스토스테론치가 높은 20대 청년들은 본인은 느끼지 못하겠지만 발기시간이 REM수면시간의 40~50% 정도에 달하며 60세가 지난 남성에서도 건강하다면 수면시간의 20% 정도에서 발기가 일어난다. 실제 본인이 자각하는 것은 아침에 잠이 깨기 직전에 일어나는 마지막 무자각 발기뿐이다. 따라서 아침발기는 남자에게는 매우 중요한 생리현상이고 남자 자신이 자기가 남자임을 몰래 깨닫게 하는 신호가 되는 것이다. 그리고 이러한 무자각 발기에 어떤 문제가 생겼다는 것을 느끼게 하는 것이 바로 테스토스테론결핍증후군인 것이다. 혈중 테스토스테론치가 감소되면서 아침발기의 빈도는 점점 줄어들게 된다.

여기에 스트레스도 아침발기에 나쁜 영향을 미친다. 일상생활에서 과도한 스트레스를 받으면 뇌의 발기중추에 작용하여 발기능을 저하시킬 뿐만 아니라 고환의 테스토스테론 분비도 떨어뜨려 아침발기라고 하는 남성의 생리현상을 유지하는 데 나쁜 영향을 미친다.

어떻든 간에 남성 건강의학의 입장에서 보면 스스로가 자각할 수 있는 '아침에 딱딱하게 서는 음경'은 남성의 전신 건강을 대변하는 중요한 생리현상인 것이다.

음경, 심장, 뇌 동맥 중에서
음경동맥이 가장 작다

그림에서 보는 것처럼 3가지 동맥 중 가장 가는 동맥은 음경동맥이다. 동맥의 굵기는 음경 → 심장 → 뇌의 순서로 각각 1~2 mm, 3~4 mm, 5~7 mm의 순서로 크다. 병리조직학적 기전에 따라 동맥벽 변화의 진행은 가는 혈관부터 진행하기 때문에 동맥경화 현상도 가는 음경혈관부터 먼저 시작되어 심장혈관, 뇌혈관으로 서서히 진행된다. 이는 물이 흐르는 파이프관이 가늘수록 막히기 쉽다는 원리와 같다.

임상소견	발기부전	관상동맥질환 급성심근경색	뇌혈관질환 뇌졸중	하지동맥질환
동맥지름	음경동맥 1~2mm	심장동맥 3~4mm	경동맥 5~7mm	대퇴동맥 6~8mm

발기부전은 동맥경화로 생기는 최초의 혈관질환

"사람은 혈관과 함께 늙어 간다"라고 곧잘 말하지만 그 증상은 가장 가는 음경혈관에서부터 시작된다는 사실을 우선 머리 속에 기억하여 두자. 50~80세에 발병하는 심장관상동맥질환, 뇌혈관질환 등의 순환기 질환에 의한 사망이 바로 남녀 수명 차의 가장 큰 원인이란 사실은 이미 기술하였지만, 혈관 굵기를 기준으로 한다면 보다 굵은 크기의 심장이나 뇌혈관 장애가 시작되기 전에 음경혈관에 장애가 먼저 생기는 것이 보통이다. 즉 음경혈관장애는 심장이나 뇌의 혈관장애가 일어날 것이라는 신호가 된다는 이치로 귀결된다.

이러한 음경혈관의 장애라는 것이 영어로 ED(erectile dysfunction) 즉 발기부전인 것이다. 발기부전과 심혈관장애 그리고 뇌혈관장애 간에 밀접한 관련성을 보고한 다수의 연구 결과가 있다. 그중 '발기부전이 있는 남성'과 '발기부전이 없는 남성'을 대상으로 한 연구에서 10년 이내에 심장관상동맥질환과 뇌경색질환 발병 빈도를 비교해 보면 발기부전이 있는 남성에서 발기부전이 없는 남성 보다 각각 65%, 43% 높은 빈도로 이들 질환이 발병하는 소견이 관찰되었다.

다음 그림은 발기부전의 정도에 비례하여 심장관상동맥질환의 빈도가 증가되는 소견을 보이고 있다. 즉 남성에서 심근경색이나 뇌경색이 발병하기 수년전 부터 이미 전조증상으로 발기부전이 시작된다는 사실이다. 이것을 감지하지 못했거나 감지하였다 하더라도 단지 '나이 탓'으로 돌려 문제 삼지 않고 살아가다가 갑자기 심근경색으로 쓰러지거나 급사하는 현상이 중년에서 흔히 볼 수 있다. 현대의학에서 조기진단은 치료가 보다 용이하고 치료 결과도 우수하므로 매우

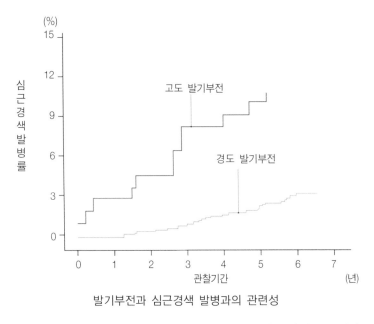

발기부전과 심근경색 발병과의 관련성

중요하다. 즉, 발기부전을 신체 전반에 생긴 혈관의 문제점으로 미리 알고 있었다면 심근경색이나 뇌경색을 사전에 예방할 수 있었을지도 모른다는 이야기다.

　사람들 중에도 "아침발기란 젊었을 때나 있는 것이지"라고 생각하는 사람이 있을지 모르겠지만 그것이 미리 심근경색이나 뇌경색의 조기 증후라는 사실을 알고 있다면 아침발기가 없어진 사실을 절대 무시하여 지나치지 않을 것으로 생각된다. 따라서 중년이후 남성에서 혈중 테스토스테론치 감소나 서서히 진행되는 동맥경화의 정도를 자기 스스로 체크하는 자세가 자신의 수명 100세 달성을 위해 반드시 필요하다.

여자의 생리는 월간 변동,
남자의 생리는 일간 변동

그림은 성인 남성의 혈중 테스토스테론치의 일중 변동을 측정한 결과이다. 알려진 바와 같이 남성에서 혈중 테스토스테론치는 테스토스테론이 심야에 분비되어 새벽이 되면 가장 높아지고, 활동이 왕성해지는 오후부터 밤중 사이에 낮게 나타난 후 다음날 오전에 다시 높아지는 '일간 변동'이 명확하게 나타난다. 이것이 바로 남성에서 테스토스테론을 분비하는 생체리듬이다.

여성에서는 뇌의 시상하부에 있는 주기 중추의 조절에 의하여 성호르몬이 월 단위로 크게 변동한다. 따라서 한 달에 한 번씩 월

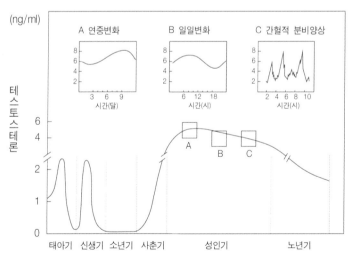

남성의 말초혈액에서 테스토스테론 농도 변화

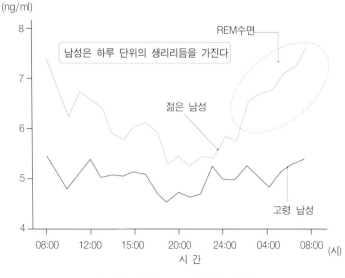

(ng/ml)

남성은 하루 단위의 생리리듬을 가진다

REM수면

젊은 남성

고령 남성

08:00 12:00 15:00 20:00 24:00 04:00 08:00 (시)

시 간

남성에서 테스토스테론 일간변동

경이 나타난다. 즉 남자는 일단위, 여자는 월단위의 호르몬 변동의 지배를 받으면서 살고 있다.

　성인 남성은 일간 변동의 시나리오가 주기적으로 계속되어 나이를 먹으면서 개개인이 조금씩 다를 수는 있지만 그 리듬이 점점 깨어지면서 불규칙하게 변화하고 나중에는 아주 무너져 버리는 사람도 생기게 된다. 이러한 소견이 아침발기의 소실과도 관련이 있다. 또한 야간에 REM수면중 발기를 조절하는 뇌중추는 테스토스테론 의존성이 강하기 때문에 가령이나 스트레스 등에 의하여 테스토스테론 결핍현상이 심해지면 REM 발기나 아침발기가 전혀 나타나지 않기도 한다.

거꾸로 말하면 아침발기가 있다는 것은 신체가 원기왕성하다는 증거이다. "자, 오늘도 하루가 즐거워요!!"라고 크게 말할 수 있는 남자는 건강한 사람이다. 즉 '발기능이 정상'인 것이다. 반면 테스토스테론 분비가 감소되면 아침발기가 사라지게 되는데 이러한 테스토스테론 결핍증후군의 증상은 사람에 따라서는 30대 후반부터 시작되는 경우도 있다.

70대, 80대에서도
아침발기를 볼 수 있다

가령과 함께 혈중 테스토스테론치가 감소되면 수면중 발기 횟수와 시간은 서서히 단축되고 발기의 강도도 점점 약해지기 마련이다. 저자의 임상경험으로 다음과 같은 기준이 제시된다.

▌혈중 총 테스토스테론치 (ng/ml)

- 4.0 이상　　　　　　적어도 5일에 한번 아침발기를 느낌
- 2.0 이상-4.0 미만　때때로 아침발기를 느낌
- 1.5 이상-2.0 미만　거의 느낌 없음
- 1.5 미만　　　　　　전혀 느낌 없음

이러한 임상적 판정기준과 함께 부신호르몬인 DHEA나 성장호르몬의 간접지표인 IGF-1을 함께 검사하여 종합적으로 검토한 뒤 치료방

침을 결정한다. 그림은 건강한 일본인 남성 7,993례를 대상으로 '연령에 따른 아침발기의 추이'를 조사한 결과이다. "언제라도 잘 된다", "어느 정도 잘 된다"라고 한 남성은 가령과 함께 감소되지만 30세 미만인 경우에도 "전혀 되지 않는다"는 사람도 있으며 역으로 70~80대에도 불구하고 "언제라도 잘 된다"는 남성도 적지 않다.

(?) 당신의 자각증상은 어느 정도인가?

"전혀 되지 않는다", "거의 되지 않는다"라고 하는 남성은 테스토스테론결핍증후군과 관련이 있을 가능성을 반드시 고려하지 않으면 안 된다.

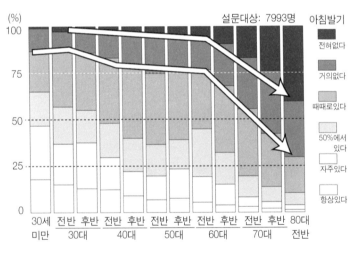

아침발기의 연령별 빈도(일본 사포로대학 비뇨기과)

음경 발기의
기전에 관하여

(?) 자각할 수 있는 발기와 자각할 수 없는 발기는 어떻게 일어나는
것일까?

음경 발기의 기전은 어떤 것인지 알아보자. 발기에는 자각 발기
(voluntary erection)과 무자각 발기(involuntary erection)가 있는데 두 가
지 모두가 부교감신경에 의해 매개된다. 부교감신경의 끝에서 일어나
는 신경자극에 의하여 음경해면체의 혈관벽에 있는 내피세포에서 일
산화질소(NO, nitric oxide)가 생성되어, 이것이 혈관 평활근(平滑筋)
속에 들어가면 '환상(環狀) 일인산 구아노신(cGMP)'이란 물질이 생긴
다. 나아가 cGMP의 작용에 의하여 음경해면체 평활근 세포내 칼슘
농도가 저하되어 평활근이 이완된다. 평활근 이완으로 혈관이 확장되
면 음경해면체내에 혈액이 유입되어 발기현상이 일어난다. 정리해 보
면 '부교감신경 자극 → NO생성 → 음경해면체 평활근 이완 → 혈액
유입 → 음경 발기'가 일어나는 것이다. 음경발기가 일어나는 기전이
밝혀짐으로써 비아그라와 같은 경구용 발기부전 치료제가 개발도 가능
하게 된 것이다.

이상과 같은 음경발기의 기전이 작동하기 위하여 가장 큰 역할을
하는 것이 바로 테스토스테론이다. 따라서 테스토스테론은 음경 발기
를 유발하기 위한 부교감신경을 비롯한 신경계와 음경해면체 평활근

이완을 위하여 반드시 필요하다. 특히 테스토스테론은 음경 발기에 꼭 필요한 NO 생성에 직접적이고 강력하게 작용을 한다.

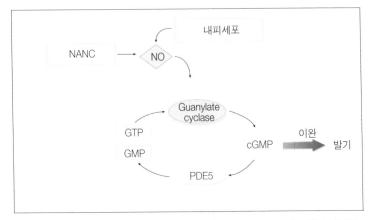

산화질소-환식 일인산구아노신기전 산화질소(NO, nitric oxide) 비아드레날린 비콜린성 신경세포(NANC, nonadrenergic-noncholinergic neurons) 제 5형 phosphodiesterase (PDE5, phosphodiesterase type 5)

경구용 발기부전치료제 PDE5를 억제하여 cGMP 농도를 유지시킴으로써 평활근이완을 유발 혹은 지속시켜 음경의 발기 현상을 나타나게 한다.

경구용 발기부전치료제를 혈중 테스토스테론치 측정 없이 투여한 뒤 "효과가 없으면 음경해면체 혈관이 아주 나쁘다"라고 환자에게 설명하는 의사도 있지만 실제로는 테스토스테론이 있어야 NO가 생산되고, NO가 있어야 경구용 발기부전치료제의 효력을 얻을 수 있는 것이다. 즉 발기부전 환자 치료에서 혈중 테스토스테론치를 정상 수준으로 끌어 올리는 것이 먼저이고 그 다음에 경구용 발기부전치료제를 투여하는 것이 원칙임을 반드시 알아 두어야 할 의학상식이다.

나에게는 수면중 발기가
있는 걸까? 없는 걸까?

고령의 환자에게 아침발기 유무를 질문하면 "아, 어떤 것이지?"하며 머리를 흔드는 사람이 적지 않다. 아침발기가 빈번하게 나타나는 20~30대 남성에서는 바로 답할 수 있지만 60대 이후가 되면 "거의 잘

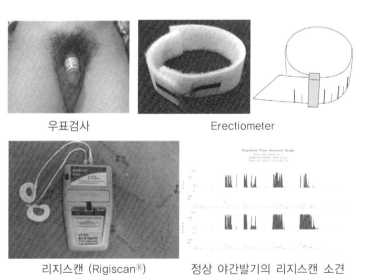

우표검사   Erectiometer

리지스캔 (Rigiscan®)   정상 야간발기의 리지스캔 소견

되지 않는다"라고 답하는 사람이 대부분이며 그중에는 "전혀 되지 않는다"라고 답하는 사람도 있다. "잘 되지 않기 때문에 무자각 발기도 없어요!"라고 말하는 사람도 있겠지만 "전혀 되지 않는다"라고 하는 사람 중에도 수면시 정상적인 발기가 되는 사람도 있으므로 판정하기가 어려운 경우도 있다.

수면 관련 발기를 의학적으로 정확하게 검사하기 위하여 '리지스켄(Rigiscan®)'이라는 기계를 사용하여 시청각 자극 하에서 혹은 전체 수면시간 중에 일어나는 발기의 변화를 검사하는 방법이 있다. 그 외에도 그림에서 보는 간이 발기측정기(erectiometer)를 이용하여 수면중 발기된 음경의 최대 팽창정도를 측정할 수도 있다. 가장 간편한 방법으로 우표를 음경에 감아 야간 수면을 취한 뒤 우표가 잘려지는 지를 확인하여 수면중 발기유무를 확인하는 우표검사도 있다.

제4장

당신이 가진 증상은
우울증이 아니다!

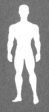

당신이 가진 증상은
우울증이 아니다!

갱년기 남성에서 테스토스테론결핍증상은
사람에 따라 다르다

　지금까지 인간의 수명과 직접 관련이 있는 혈관장애나 대사증후군에 관하여 기술해 왔지만 갱년기가 되면 육체적 질환 이외에도 우울증으로 대표되는 정신신경증상도 같이 나타난다.

　여기서는 갱년기 우울증에 대하여 이야기해 보자.

　여성호르몬저하에 의한 여성갱년기 장애는 폐경이라고 하는 명확한 신호가 있고 여성 자신이 스스로 판단이 가능하지만 남성갱년기 장애는 서서히 진행되고 개인차가 크기 때문에 남성 자신의 증상을 스스로가 잘 알 수 없다는 문제점이 있다. 그러나 남성에서도 가령과 함께 혈중 테스토스테론치가 확실히 감소되는 소견을 나타낸다. 최근에는 40~50대의 활동이 왕성한 남성에서도 혈중 테스토스테론치가 저하된 소견을 보이는 경우가 적지 않다. 일상생활에서 주어지는 강한 스트레스와 뇌의 스트레스에 대한 이차적 반응으로 인해 테스토스테론 분비가 감소되고 이로 인해 성기능이 저하되고 아침발기도 나타나지 않게 된다.

이것은 전신 건강의 위험신호인 것이다!

갱년기의 어원(語源)은 그리스어로 '사다리의 가로나무(橫木)'이다

과거 인간의 평균 수명이 50년 이하이었던 시절에 중국 시인 두보(杜甫)는 인생 70을 고래희(古來稀)라고 하며 미화하였다. 반면 갱년기라고 통칭하는 개념은 그리스 말로 '사다리의 가로나무'를 지칭하는 'Krimakter'에서 유래하였다. 말하자면 갱년기의 의미는 인생이라는 계단에서 유래한다. 이 단어에는 우기, 액년(厄年), 위기, 전환이라는 뜻도 함께 지니고 있다. 이 시기에는 사람에게 신체기능의 부조화로 인한 다양한 변화가 나타나며 이러한 변화들은 인종이나 종족에 관계없이 옛날부터 변치 않고 나타나는 인류 공통의 현상이다.

갱년기는 인생에서 활발한 활동이 끝난 후에 여생을 마감하고 매듭짓는 시기라고 이해되어 왔다. 아무래도 부정적인 그늘을 품은 연령대라고 생각된다. 생활수준의 개선과 의학의 급속한 발전 등으로 세상사의 모든 것이 향상됨으로써 바야흐로 우리는 평균 수명 80년의 시대에 살고 있다. 즉 이전에 비하여 20년의 새로운 인생이 우리에게 덤으로 주어진 것이 바로 지금의 장수화 시대를 열게 된 것이다.

과거와는 다르게 현재의 시점에서 갱년기란 제 2의 인생, 즉 풍요로운 새로운 인생을 다시 시작하는 '문턱'이라는 뜻을 지니고 있을 뿐만 아니라 이를 넘어 다음의 발전 단계로 계승되는 새로운 가치관을 창출해 나간다는 의미를 내포하고 있다. 고령 남성에서 나이를 먹고 난 후 과거를 뒤돌아보면 자신이 인지하지 못한 채 여성의 갱년기 장애와 유사한 여러 가지 증상을 겪은 기억이나 경험이 있었을 것이다. 실제로 지금부터 약 100년 전인 20세기 초 "남성에게는 폐경이라는 생리현상이 없는 데도 원인은 잘 모르지만 여성갱년기에서 나타나는 증상을 호소하는 중년남성이 적지 않다"는 사실이 구미의 일부 학자들의 관심을 끌게 되면서 남성갱년기에 대한 학술적 검토가 시작되게 되었다. 남성갱년기의 원인을 규명하기 위한 대명제를 오랜 기간 블랙박스 속에 두고 의료계 전체가 연구에 집중함으로써 근대 내분비학의 발전을 가져올 수 있게 되었다.

남성 의료는
여성 의료를 따라간다

원래 출산(해산)기능은 여성이 담당하여온 특수한 여건을 바탕으로 산과와 부인과라는 별도의 진료과목이 발전을 거듭하여 온 반면 남성과라는 진료과는 별도의 독립된 의학분야로 거론되지 않았으며 근자에 와서야 겨우 '남성의학'이라는 새로운 학문으로 주목을 끌게 되었다. 실제로 여성의료에 비하여 남성의료는 월등하게 늦어진 감이 있다.

1940년대 중반 이후 고환의 생리 등에 관한 연구가 진전되면서 테스토스테론의 작용 기능에 대한 연구가 활발하게 진행되었다. 그 결과 혈중 테스토스테론치의 정확한 측정이 가능하게 됨으로써 다음과 같은 사실이 판명되었다. 테스토스테론 작용에 의해 나타나는 남성의 신체적 특징과 함께 "여성갱년기에 나타나는 것과 유사한 증상을 호소하는 중년 남성이 나타난다! 이러한 남성들에게 테스토스테론 제제를 투여하면 증상이 상당히 개선된다"는 사실이 판명되었다. 1940년대 초반 미국에서 테스토스테론제제가 처음 발매되었고 그 후 남성호르몬 보충요법의 효과에 대한 임상연구 결과가 리더스다이제스트지에 발표됨으로써 세간의 주목을 받게 되었다. 이러한 연구 보고는 제2차 세계대전 종전 후 심신이 피폐해 있던 미국 남성들에게 복음과 같은 존재였고 테스토스테론의 사용으로 남성들에게 용기와 자신감을 회복하게 하였다. 그러나 테스토스테론치의 정확한 측정은 1970년대 후반에 와서야 가능하게 되었고 그후 1990년대에 이르러 병원이나 검사기관에 널리 보급되어 사용되었다.

"여성호르몬 결핍으로 여성에서 여성갱년기 장애가 일어나며 동일한 기전으로 남성에서도 남성호르몬 결핍에 의하여 남성갱년기 장애가 일어난다"라는 사실이 정확하게 해명된 것이다. 그럼에도 불구하고 남성갱년기 장애뿐만 아니라 남성호르몬인 테스토스테론에 관한 연구나 임상적 적용은 여성에 비하여 상당히 늦게 시작되었다. 최근에 들어서야 '제 2의 인생은 남성건강의학의 중요한 문제다'라고 인식됨으로써 남성갱년기에 대한 사회적 관심이 모아지기 시작하였다. 즉 테스토스테론을 비롯한 남성호르몬의 중요성이 서서히 이해되기 시작한 것이다.

테스토스테론치는
개인 차가 많다

"남성의 갱년기나 황혼기에는 테스토스테론치가 저하되는 무슨 이유가 있을까?", "개인 차가 큰 것은 또 무슨 이유일까?"

이런 신선한 의문점이 자연스럽게 떠오르고 여기에는 2가지 이유로 설명될 수 있다.

첫째, 테스토스테론은 고환에서 분비되지만 고환이 있는 음낭은 몸밖에 달려있다. 여기에는 그럴만한 이유가 있다. 젊은 남성은 고환 하나에서 1초에 약 600마리의 정자를 생산한다. 이런 과정에 고환에 열이 발생한다. 따라서 정자형성을 위한 최적의 환경을 유지하기 위해서는 고환은 체온보다 약간 낮은 온도에 있어야 한다. 구체적으로는 체온보다 1~2℃ 정도 낮아야 정자형성을 위한 최적의 조건을 갖추게 되므로 고환이 몸 밖에 위치하게 되는 것이다. 이로 인하여 고환은 난소에 비하여 외부의 자극을 받아 쉽게 손상 받을 수 있는 환경에

처하게 된다. 만약 이런 생각을 해보면 '몸에 꼭 끼는 팬티로 고환을 몸에 밀착시키는 것이 문제가 될 수 있다'. 이런 상태에서는 고환을 차게 할 수 없기 때문에 남성 불임이나 테스토스테론 분비 저하가 생길 위험성이 있는 것이 아닐까? 이런 이유로 테스토스테론 분비에도 개인차가 생길 수 있다고 말할 수 있다.

그리고 둘째 이유는 다음과 같다. 테스토스테론 분비의 개인차는 스트레스에 의해서도 영향을 받는다. 고환의 기능은 뇌의 뇌하수체에서 분비된 성선자극호르몬(gonadotrophin)에 의해 조절되는데 스트레스가 강하게 주어지면 성선자극호르몬 분비가 억제되어 테스토스테론 분비도 저하된다. 즉 스트레스가 테스토스테론 분비 저하라고 하는 고환의 기능장애에 일조를 하는 것이다. 혈중 테스토스테론치 감소가 현저한 상태에서 일에 대한 스트레스까지 쉽게 받는 사람에게는 스트레스가 보다 큰 영향을 줄 수 있다.

미국의 한 연구에서 전쟁에 나가기 전과 탄환이 날아오는 전장에서 병사의 혈중 테스토스테론치를 비교한 적이 있는데 후자에서 현저히 저하된 소견이 관찰되었다. 언제 죽을지도 모른다는 스트레스가 고환의 테스토스테론 분비 기능을 감소시킨 것이다. 반대로 키스와 같은 성적 활동 중에는 혈중 테스토스테론치가 증가되는 소견을 나타낸다. 여성에서도 스트레스가 많으면 월경이 멈추고 늦어지는 경우가 있지만 일반적으로 여성 보다 남성에서 스트레스의 영향을 보다 쉽게 강하게 받는 것으로 알려져 있다. 따라서 스트레스가 많은 현대 사회에서 부부가 같이 생활하며 살면서 '어떻게 스트레스를 이겨내고 편안하게 살 수 있을까?' 하는 것은 우리가 생활 하는 가운데 직면한 커다란 숙제라고 말할 수 있다.

테스토스테론은 세로토닌, 도파민의
작용과 직결되어 있다

누구나 살아 있는 동안에는 크고 적은 스트레스를 받고 살고 있다. 스트레스를 받으면 그것에 대항하기 위하여 체내에서 분비되는 어떤 호르몬이 작동하고 이에 의하여 스트레스가 해소되는 것이 보통이지만 그 작용이 약해지면 스트레스가 점점 쌓이고 여기에 테스토스테론이 저하되면서 결국은 '우울증' 증상이 나타나기 시작한다.

（？） 우울증과 관련된 신경전달물질의 작용을 알아보자

우선 조용한 각성 신경전달물질이라 불리는 세로토닌이 있다. 이 세로토닌의 분비에는 테스토스테론이 절대적으로 관여하고 있다. 필수 아미노산의 하나인 트립토판이란 성분으로 부터 만들어지는 세로토닌은 수면 등 생체 리듬를 조절하는 중요한 작용을 할 뿐만 아니라 도파민과 같은 신경전달물질에도 영향을 미쳐 감성적 정보를 조절하고 정신을 안정시키는 작용이 있다.

예를 들면 아침에 잠을 깨었을 때 "아, 참 좋은 아침인데..."라고 상쾌감을 느낄 때 뇌 속에는 이 조용한 각성호르몬이라고 불리는 세로토닌이 많이 분비된다.

더 기운이 나면서 마음이 흥분하게 되면 이번엔 도파민이 분비되게 된다. 도파민은 중추신경계에 존재하는 신경전달물질로 교감신경에 작용하여 '무엇인가 하고 싶다'는 생각을 일으키는 호르몬으로 알려져 있다. 예를 들어 아침에 일어나 세수를 한다, 이를 닦는다, 신문을 본다, 가족에게는 "good morning"이나 "자, 오늘도 힘을 내세요!"라고 인사하거나 말을 건다. 이러한 행동들은 모두 도파민이 시키는 것이라고 생각하면 된다. 즉 도파민은 우리들의 행동 활성을 촉진시켜 주는 것이다. 정리하자면 교감신경을 조용하게 자극시키는 것이 세로토닌이고, 이를 더욱 활동적으로 자극시키는 것이 도파민이라고 생각하면 된다.

만일 혈중 테스토스테론치가 감소되면 뇌의 활동에 중요한 세로토닌이나 도파민의 분비량도 떨어지게 된다. 이러한 결과로 나타나는 것이 바로 '우울증' 증상이다. 즉 우울증은 세로토닌과 도파민이 동시에 감소됨으로써 생기는 것이다. 이러한 상태에서 심한 스트레스가 가해진다면 어떻게 될까? 젊은 시절에는 테스토스테론이 왕성하게 분비되므로 약간의 스트레스가 있어도 세로토닌이나 도파민의 작용에 의해 스트레스를 이겨낼 수 있다. 그러나 생식 연령대를 지나 갱년기가 될 무렵이 되면 혈중 테스토스테론치가 떨어지고 스트레스에 대한 뇌의 저항력이 약하게 되어 스트레스에 즉각 반응할 수 없게 된다. 특히 스트레스가 너무 심하든지 빈번하게 반복되면 스트레스에 의한 영향이 축적되게 된다. 이러한 결과에 의해 '테스토스테론 감소로 인한 우울증'이 생긴다.

우울증에는 기질성 우울증과 갱년기 우울증, 2종류가 있다

우울증에는 정신질환에 의한 것과 테스토스테론 결핍에 의한 것 2가지가 있다. 2가지를 구별하는 것은 상당히 어려워 전문의가 테스토스테론을 측정하더라도 정확한 진단이 거의 불가능하다. 정신질환에 의한 우울증은 기질성 우울증으로 불리며 호르몬 변환기에 해당하는 사춘기 후반부터 청년기에 나타나는 특징이 있으며 이 시기에 치유되더라도 다시 호르몬 환경이 변하는 갱년기 전후에 심한 스트레스가 주어지면 재발 가능성이 있다.

이와 같이 기질성 우울증의 경우에도 증상이 테스토스테론 결핍에 의해 유발되는 경우가 많고 이 때 테스토스테론을 보충하면 어느 정도까지는 치유도 가능하다. 이런 경우 내과나 정신건강의학과에서는 검사가 거의 행하여지지 않지만 건강의학을 다루는 남성과학 분야를 전공한 의사들은 혈중 테스토스테론치를 측정하여 부족한 부분을 보충하고 그 후에도 남아 있는 증상이 있으면 추가적으로 항우울제를 투여하여 좋은 치료 효과를 거두는 경우가 많다. 따라서 '갱년기 우울증'의 경우에 일차적으로 테스토스테론을 보충하면 눈에 띄는 치료 효과를 관찰할 수 있다.

우울증으로 오진하기 쉬운
남성갱년기 장애

저자의 연구팀에서는 '갱년기 증상 체크용 자가설문지'(부록 p.143 참조)를 이용하여 남녀의 갱년기에 관하여 독자적으로 조사를 실시한 결과 흥미로운 사실을 알게 되었다. 여성은 50대 전반에 갱년기 장애가 절정에 도달하고 남성은 50대 후반에 갱년기 장애가 절정에 도달하여 남녀간에는 약 5년의 차이가 관찰되었다. 특히 1948년 전후에 태어난 일본의 단카이세대에 5세 정도 연령차가 있는 부부가 많은 것을 고려하면 부부가 거의 같은 시기에 갱년기 장애가 절정에 이르게 될 가능성이 크므로 심각한 가정적 사회적 문제를 일으킬 수 있는 위험에 처하게 된다.

남성에서 갱년기 장애 초기 증상으로는 많은 사람에게서 '기분 이상'으로 나타나며 문제가 되는 경우는 다음 단계의 심신 증상이다. 반면 여성에서는 갱년기 장애의 초기증상으로 안면홍조, 발한, 두통 등과 같은 자율신경계 심신증상이 나타나므로 남녀 간에 차이점이 있다는 점에 주목할 필요가 있다.

▎남성갱년기 장애의 증상

1. 하루 내내 우울한 기분이다.
2. 어떤 것에 흥미가 잃게 되고 하는 일에 집중이 되지 않는다.
3. 잠들기가 힘들고 한밤에 잠이 깨는 수면장애가 나타나고 낮에도 일에 집중 되지 않는 경우가 많다.
4. 속이 부글부글 거리고 마음이 안정되지 않고 쉽게 성을 내기도 한다.
5. 혼자서 끙끙 앓거나 불안감을 강하게 느낀다.
6. 심장이 두근거리고 얼굴이 붉어지고 귀에 소리가 나거나 자는 도중에 땀이 난다.
7. 오십견이나 요통으로 힘들게 되고 쉽게 피로감을 느낀다.
8. 손이 떨리거나 트는 느낌이 있다.
9. 성기능 장애, 특히 아침발기가 없어진다.

이상의 증상 중 ①-⑤는 정신신경증상, ⑥은 자율신경실조증, ⑦⑧ 은 신체증상, ⑨는 성기능장애이다.

그중에서도 임상적으로 문제가 되는 '우울증'을 중심으로 한 정신 신경증상부터 검토해보자. 한마디로 '무언가 해보고 싶은 기분이 나 지 않는다'라고 하는 증상은 '우울증'이라고 말할 수 있다. 특히 갱년 기 연령대에는 꼼꼼하거나 부지런한 사람이 줄어들게 된다. 특별히 기술하자면 젊은 시절에 테스토스테론치가 높고 정력적으로 일하는 맹렬사원이었던 사람에게도 갱년기가 되면 이러한 증상이 나타날 수 있다. 놀랍게도 낮은 혈중 테스토스테론치가 호르몬보충요법으로 보 통 사람들의 평균치 수준으로 개선되면 갱년기 증상들이 소실된다.

실제로 이상과 같은 고민거리는 지인과 상담하기도 거북하여 혼자서 고민하는 경우가 많다. 가족이나 주위에서 보기에는 이상하게 느끼면서 "저 양반 치매가 시작된 게 아닐까?" 하며 걱정할 수밖에 없다. 결국에는 가족의 등에 업혀 병원의 문을 두드리게 된다. 이런 경우 많은 사람들이 우선 찾게 되는 곳이 정신건강의학과나 심신질환을 다루는 전문의가 된다.

남성건강의학의 입장에서 보면 "잠시 기다려 주세요", "그 증상은 정신건강의학과 의사가 말하는 기질성 우울증이 아니고 갱년기 우울증인데.."라고 말할 수 있는 증례가 적지 않다. 그런 사람에게는 증상을 체크하고 혈중 테스토스테론치를 측정하게 된다. 중년 남성에서 갱년기 장애에 의한 증상이 있다면 테스토스테론을 투여해 보면 우울증과 유사한 증상들이 시간이 별로 걸리지 않고 소실되는 것을 관찰할 수 있다. 외래 환자 중에서 열심히 일하는 40~50대 현역 비즈니스맨이 앞에 소개한 것과 같이 마음과 몸 양면의 부조화가 생기면 정신신경증상외에 자율신경계실조증이나 신체증상이 합병되는 경우가 적지 않다. 이런 경우에 두통이 있으면 내과, 이명이 있으면 이비인후과, 근육통으로 손이 뻣뻣하거나 저리거나 허리가 아프거나 하면 신경외과, 정형외과나 재활의학과의 문을 두드리게 된다. 그러나 대부분의 경우에서 이상이 없거나 치료해 보아도 별 효과가 없고 잘 낫지도 않는다. 그래도 환자는 "일이 바빠서 그냥 피로한 것이니 힘을 내야지"하고 자신이 맡은 일을 계속 하면서 그럭저럭 시간이 경과하는 도중에 우울증은 점점 더 악화된다.

우울증이 의심되면
어디로 가야 할까?

놀랍게도 많은 환자들이 항우울제나 정신안정제만을 처방받고 있는 경우가 많다. 그 결과 증상은 점점 악화되는 증례도 적지 않다. 갱년기 우울증 환자가 이와 같은 약을 계속 복용하면 프로락틴이 증가되는 예가 적지 않은 데 이것이 원인이 되어 오히려 증상이 악화되기도 한다. 프로락틴은 주로 뇌하수체 전엽에 있는 프로락틴분비세포에서 분비되는 호르몬으로 임신시 여성의 유선 기능을 발달시키고 유즙 분비를 촉진하는 기능을 가진 것으로 알려져 있다. 또한 수유를 처음으로 하는 모성행동에 영향을 주는 호르몬이지만 남성의 체내에서 증가되면 성기능 저하뿐만 아니라 우울증상을 증가시키는 작용을 한다.

저자의 클리닉에도 '갱년기 우울증' 증상을 보여 정신과를 방문하여 항우울제를 처방 받았으나 전혀 증상이 없어지지 않았던 환자가 내원하는 경우가 적지 않다. 그중에는 2~3종류의 항우울제를 동시에 복용하고 있는 증례가 적지 않고 심지어는 8종류의 항우울제를 복용하고 있는 증례도 있었다. 몇 종류의 항우울제를 복용하더라도 우울증이 치료되지 않으면 의사는 종종 "이것 봐라" 하는 기분으로 더 많은 종류의 약제를 처방하게 된다. 환자 또한 우울증이 전혀 개선되지 않으면 다른 여러 정신건강의학과를 전전하게 된다. 이런 환자에서 혈중 테스토스테론을 측정해 보면 정상치보다 현저히 저하되어 있는 테스토스테론결핍증후군이 있는 경우가 많다.

혈중 테스토스테론치 저하가 없더라도
테스토스테론을 보충할 수 있는가?

우울증이 발병하는 것은 세로토닌 감소가 주된 원인으로 정신건강의학과나 내과 의사는 세로토닌을 상승시키기 위해 항우울제의 하나인 선택적세로토닌재흡수억제제(SSRI, selective serotonin reuptake inhibitor)를 처방한다. 한편으로 테스토스테론 감소는 세로토닌 수용체의 감수성을 저하시키는 작용이 있다. 즉 SSRI를 아무리 투여하여도 혈중 테스토스테론치가 낮아 있다면 치료 효과를 기대할 수 없는 것이다. 최근 정신건강의학과나 내과의사들 중에도 "우울증 치료에 테스토스테론 투여가 효과가 있다", "특히 갱년기 우울증에 효과가 있다"는 연구결과를 발표하기 시작하였다. 이와 같이 테스토스테론보충요법을 이해하는 정신건강의학과 의사도 나타나고 있으며 그중에는 정신건강의학과 의사와 남성과학을 전공한 비뇨기과 의사가 협진으로 치료하는 경우도 있다. 이러한 현상은 대단히 만족스러운 시도이며 획기적 변화라고 생각된다.

저자는 갱년기 우울증 환자에게 테스토스테론을 측정하고 적극적인 호르몬보충요법을 시행하여 대단히 좋은 치료 효과를 얻고 있다. 때로는 혈중 테스토스테론치가 낮지 않으면서 우울 증상을 나타내는 "기질적 우울증"환자에 대해서도 테스토스테론을 시험적으로 투여해 보면 치료효과를 뚜렷이 나타내는 경우도 있다.

수면장애와
우울 증상

수면장애는 테스토스테론 감소와 관련이 있는 우울증상이나 인지장애가 발병되기 전에 흔히 관찰되는 남성갱년기 초기증상 중의 하나이다. 젊은 시절에도 심한 스트레스를 받으면 잠들기 힘들거나 야간에 잠이 자주 깨는 일이 많아지는데 이런 현상을 모두 테스토스테론 감소로 설명할 수 없지만 수면이 테스토스테론 수치와 매우 밀접한 관계가 있는 것은 틀림이 없는 사실이다.

갱년기 우울증 환자를 진료해 보면 "매우 잠들기 힘들다(入眠장애)", "야간에 여러 번 잠이 깬다(中途覺醒)", "수면이 부족하여 항상 몸이 무겁고 머리가 멍하다" 등의 증상을 호소하는 환자들이 많다. 이러한 수면장애는 스트레스가 많은 경쟁사회가 가져오는 현대병이라고도 할 수 있다. 백화점 침구매장이나 통신 판매시장에서도 편안한 잠을 위한 베게, 시트, 아로마 스프레이, 파동을 이용한 보조기구 등의 안면(安眠)용품이나 심지어는 멜라토닌과 같은 건강식품이 쉽게 눈에 띈다. 하지만 수면장애가 있는 환자들이 이러한 수면 보조기구나 식품을 사용한다고 쉽게 좋은 숙면을 보장 받을 수 있는 것은 아니다.

수면부족이나 수면장애는 남성에서 혈중 테스토스테론치 감소와 연관이 있다는 보고가 많다. 고령 남성에서 수면시간이 짧을수록 아침에 측정한 혈중 테스토스테론치가 낮다. 예를 들어 7~8시간 수면에 비하여 4시간 수면인 경우 혈중 테스토스테론치가 1/2로 감소되어 있다는 보고가 있다. 이와 같이 수면부족이 혈중 테스토스테론 저하와 관련이 있다는 연구보고가 많다. 수면부족이 뇌하수체 기능에 영향을 미쳐 뇌하수체에서 분비되는 성선자극호르몬 분비가 저하되는 것으로 추정된다. 쥐를 이용한 동물실험에서도 이러한 사실이 관찰된 바 있다.

수면장애도 테스토스테론결핍증후군의 하나가 될 수 있으며 이러한 상태가 지속되면 테스토스테론이 더욱더 감소되는 악순환이 반복되게 된다. 이어서 우울증 그리고 혈관장애, 대사증후군, Locomotive (이동) 장애가 동반될 수 있다. 테스토스테론을 보충해 주면 수면장애는 개선될 가능성이 높다. 독일 연구자도 테스토스테론이 감소된 증례 중 40%에서 수면장애가 동반되고 테스토스테론 투여후 10%로 감소되었다고 보고한 바 있다. 또한 저자의 임상경험에서도 일반적인 수면장애를 가진 많은 증례에서 테스토스테론보충요법으로 수면장애가 회복된 바 있다. 이때 앞에 기술한 야간 수면시 발기나 아침발기가 회복되는 것도 테스토스테론치와 연관되어 개선되는 것이라고 볼 수 있다.

테스토스테론 저하는 건망증이나
인지 장애와도 관계가 있다

테스토스테론은 뇌의 세로토닌이나 도파민 분비를 촉진함과 동시에 기억, 뇌중추 활성을 촉진하는 신경전달물질의 하나인 아세틸콜린을 증가시키는 작용이 동물실험에서 확인된 바 있다. 즉 '테스토스테론은 기억력과도 깊은 관계가 있다'는 것은 확실한 사실이다. 고령 남성의 우울 증상이나 인지 장애는 테스토스테론이 낮은 사람일수록 진행이 빠르고, 반면 테스토스테론을 투여하면 어느 정도까지는 예방이 가능하다는 임상 연구 조사 결과가 보고된 바 있다. 더 나아가 알쯔하이머병의 원인인 아세틸콜린 저하나 베타아밀로이드 증가도 테스토스테론 저하와 밀접한 관련이 있음이 지적된 바 있다.

이상의 여러 연구 결과에서 확인된 '테스토스테론 감소가 동맥경화를 촉진하여 뇌혈류를 감소시킨다'는 사실을 이해하면 '사람은 혈관과 함께 늙는다'는 것뿐만 아니라 '뇌와 함께 늙는다'라고도 말할 수 있다. 따라서 건강의학에서 뇌의 노화와 테스토스테론 감소와의 관계가 향후 더욱더 주목받게 될 것이다.

제5장

생사(生死)의 의학에서 질병의학 그리고
건강의학으로, '세계 최첨단의
테스토스테론보충요법'으로
가능할 수 있을까?

생사의 의학에서 질병의학 그리고
건강의학으로, '세계 최첨단의
테스토스테론보충요법'으로
가능할 수 있을까?

모든 행동의 시작은
'무엇인가 하고 싶은 마음' 이다

테스토스테론과 '무엇인가 하고 싶은 마음'은 서로 상관관계에 있다. '무엇인가 하고 싶은 마음'이란 것은 정신 영역의 문제이고 이것을 실제로 '데이터화 하거나 정량화'하기는 힘들다. 이러한 이유로 학술적으로 연구 발표된 논문도 그렇게 흔하지 않다.

저자는 50년 동안 많은 임상 증례를 다루면서 치료 후 회복된 환자들에게 물어보았다. "나에게 치료를 받고 난 뒤 무엇이 제일 좋아졌지요?"라고 물어본 결과 "무엇인가 하고 싶은 마음이 생긴 것입니다"라고 예외 없이 대답하였다. 무엇인가 하고 싶은 마음이 생기지 않는 것은 남성갱년기 장애 최초의 신호이다. 따라서 '요즘 무엇인가 하고 싶은 마음이 생기지 않는다'라고 하는 증상을 가진 분은 '나이 탓으로 단념하지 말고' 서둘러 혈중 테스토스테론치 측정을 해 보도록 권하고 싶다.

남성건강의학과 외래에서는
무엇을 치료하는가?

'어디 이상이 있는 것은 아니겠지?' 이런 느낌이 있더라도 남성은 여성에 비하여 병원 문을 두드리는 것을 주저하는 경향이 있다. 일이 바빠 시간을 뺄 수 없다는 등의 이유가 있지만 젊은 시절부터 생리 문제를 중심으로 자신의 건강관리 교육을 받아 온 여성에 비하여 남성에게는 자신의 건강관리와 관련한 교육을 받을 기회가 상대적으로 적다. 또한 '자신이 살아 있다'라는 자각도 없다!

특히 중년의 비즈니스맨들은 '기(氣)가 있으면 무엇이든 할 수 있다'라는 정신으로 무장하고 있는 것이 보통이다. 또한 컨디션이 나빠지거나 신체 부조화로 인해 건강검진을 받는 경우에도 자신의 병을 회사에서 알고 혹시 인사에 불이익을 받을까 두려워 검진을 받지 않는 사람도 있다. 그러나 모든 것은 인명(人命)에 달려 있지만 여러분들은 반드시 '예방적 의료'를 마음 속 깊이 간직하고 있어야 한다고 생각된다. 따라서 테스토스테론 측정이 일반적으로는 보험 급여가 되지 않는 검사 항목이지만 의사에게 검사를 적극적으로 요구하여 남성건강의학적으로 최상의 진료를 받아야 한다.

남성건강의학과의
검사와 치료 내용

(?) 먼저 어떤 검사가 필요한가?

① 요검사, 일반혈액검사, 생화학검사 그리고 각종 호르몬 검사 [총 혹은 유리 테스토스테론, DHEA, IGF-1, 성선자극호르몬(LH, FSH), 에스트라디올, 프로락틴 등], 전립선특이항원(PSA)

② 심전도 및 부교감신경기능검사

③ 맥파 속도검사(pulse wave velocity; PWV)
컴퓨터가 장착된 맥파측정기를 사용하여 음경 이외의 말초혈관의 동맥경화상태를 검사

④ 자가 설문지 조사(부록 p.143 참조)
설문지를 사용하여 정신신경, 자율신경, 신체증상, 배뇨, 성기능 등 테스토스테론 저하와 관련된 여러 가지 문제점을 스스로 평가

⑤ 발기능 검사(p.89 참조)
남자의 기본적 생리인 '아침 발기'나 '야간 발기'를 중요시하여야 한다. "어, 무슨 말씀이지요?"라고 잘못 알아듣는 사람도 많기 때문에 '간이 erectiometer'나 우표검사를 이용하여 REM수면 중 부교감신경이 항진되어 생기는 야간 수면중 발기를 최소 3일간 연속적으로 측정해 보면 좋다. Erectiometer를 이용한 검사 방법은 수면 전에 음경 기저부에 erectiometer를 감고 자면 아침에 몇 mm가 늘어났는가 혹은 테이프가 절단 되었는가를 보고 수면중 음경 발기의 유무와 정도를 조사할 수 있다. 최근에는 남성에서 발기능을 측정하는 전문적 진단법으로 컴퓨터 자동측정장치인 리지스캔(Rigiscan®)이 치료 경과를 판단하는 데도 이용되며 설문지로써 확인하는 것 보다 객관적이고 정량적인 소견을 얻을 수 있다.

⑥ 고환 검사

고환을 촉진하여 크기나 경도를 조사하는 검사로서 고환의 크기가 감소되어 있거나 물렁물렁하면 혈중 테스토스테론 감소를 의심하여야 한다.

⑦ 전립선 검사와 요류 측정

중년이상의 남성에서 발기부전이 전립선비대증이나 전립선암이 동시에 있을 가능성도 있다. 설문지에 의한 검사(부록 p.145 참조)에 추가하여 전립선특이항원(PSA)과 직장을 통한 전립선 촉진 검사가 중요하다. 보다 상세한 전립선비대의 정도를 조사하기 위해 최대요류속도 등의 요류 측정, 배뇨후 잔뇨 측정, 전립선 크기를 알기 위한 경직장초음파검사를 시행한다.

⑧ 프로락틴 검사

신경과나 내과에서 수면제, 항우울제 등을 처방받는 환자에서 프로락틴치가 증가되는데 이것이 원인이 되어 증세가 악화되는 경우도 있다. 이러한 점을 고려하여 정신신경증상이 있는 환자에서는 혈중 프로락틴치 측정이 필요하다.

⑨ 호르몬수용체검사

최근 혈중 테스토스테론치가 평균보다 높은 데도 불구하고 호르몬수용체의 수나 기능이 저하된 증례가 있는 것으로 밝혀졌다. 이 검사는 임상적으로 의심이 되는 경우에만 수행되지만 검사방법이 간단하지 않아 널리 시행되지는 않는다.

검사 결과에 따라 테스토스테론보충요법을 시행한다. 동시에 각종 생약제제를 투여하거나 생활습관을 교정하는 것이 증상개선에 도움을 줄 수 있다. 기질성 우울증 환자에게는 항우울제를 동시에 투여되기도 한다.

일반적으로 사용되는 테스토스테론 제제

투여 경로	투여 제재	용 량
근육주사	Testosterone enanthate	매 2-4주마다 200-250 mg
	Testosterone cypionate	매 2-4주마다 200 mg
	Mixed testosterone esters	매 2-4주마다 250 mg
	Testosterone undecanoate	매 10-12주마다 1000 mg
경구 투여	Testosterone undecanoate	매일 80-200 mg
경피 투여	겔 제제	매일 25-100 mg

테스토스테론 제제 개발의 80년

주사제 → 경구용 제제 → 경피적 제제 → 장기작용 제제 순으로 개발

1940   1954   1977   1992

1995   1998   2002

2004   2006   2008

제6장

테스토스테론은 신체 기능을 유지하고
당신에게 '무엇을 하겠다는 氣'를
나오게 한다

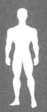

테스토스테론은 신체 기능을 유지하고
당신에게 '무엇을 하겠다는 氣'를
나오게 한다

테스토스테론은 Locomotive(이동)장애를
예방할 수 있다

언론 매체를 통하여 '로코모'라고 하는 말을 들은 적이 있는가?

'로코모'에 대하여 설명하자면 인간의 운동을 담당하는 것은 '골',
'관절'. '근육'이며 이중 한 군데 이상의 기능 이상으로 생기는 증상
들을 Locomotive(이동)장애라고 부르고 보행장애가 대표적으로 나
타나는 증상이다. 가령과 함께 나타나는 여러 가지 현상들이 테스
토스테론결핍증후군에 포함되어 있으며 여기에는 ① 대사장애에
의한 혈관 장애, ② 뇌기능장애에 의한 우울증, 인지 장애, 수면 장
애가 있으며 여기에 더하여 저자가 말하고 싶은 하나가 ③ 운동기
능 장애인 이동장애이다.

한국과 일본 양국을 포함하여 선진국에서 국민병의 하나로 부상한

대사증후군은 현재 양국의 국민들에게도 잘 알려져 있다. 이에 추가하여 일본 후생노동성은 2013년부터 10년간 '이동장애'에 대한 인지도를 80%까지 올리겠다고 선언한 바 있다. 이러한 정책만으로도 이동장애가 급증하여 대사증후군에 이어 제2의 국민병이 될 실정에 있다.

이동장애 중에서도 특히 주목하여야 할 것이 바로 골다공증이다. 골다공증은 골량이 감소하여 뼈에 적은 구멍들이 무수히 생겨 미끄러지거나 적은 외압에도 쉽게 골절이 생겨 침대 생활을 하게 한다. 특히 대퇴부 골절이 쉽게 발생하는데 이러한 골절은 보행장애로 인해 개호생활을 하게 됨으로써 생명이 단축되는 원인이 되기도 한다.

골다공증은 여성들에게만 많은 것으로 알려져 왔으나 최근 평균수명이 늘어나 장수화가 진행되면서 남성에서도 테스토스테론이 감소된 상태에서 골다공증으로 인한 골절이 흔히 관찰되고 있다.

이러한 현상이 일어나는 원인은 무엇일까?

칼슘 부족, 운동 부족, 일광 부족이 '이동장애'의 3대 원인으로 알려져 있지만 최근에는 골량 감소의 또 다른 원인의 하나로 혈중 테스토스테론치 감소가 주목 받고 있다. 테스토스테론은 골밀도 유지에 매우 중요하다. 따라서 테스토스테론이 부족하면 뼈에 구멍이 생기는 위험이 있다. '이동장애'를 방지하기 위해서는 칼슘 부족, 운동 부족, 일광 부족을 해결하는 것도 중요하지만 그것보다도 더욱 중요한 것은 부족한 테스토스테론의 보충인 것이다.

다시 한 번 강조하건데 '이동장애'에 의해 대퇴골절이 오면 생명 예후의 악화, 즉 수명이 단축될 수 있다. 특히 중년이상의 남성에서는 예방의학적 측면에서 테스토스테론 측정과 함께 골밀도 측정이 중요하다. 골다공증이 있다면 테스토스테론보충요법이 대퇴골절을 예방하고 생활의 안정을 위해서도 반드시 필요하다.

유산소운동이 '이동장애' 예방을 위해
필요한가?

뼈와 함께 주목받는 것이 바로 테스토스테론과 근육의 관계이다. 최근 여성잡지 등에 '근육감소증(사르코페니아, sarcopenia)'라고 하는 말이 눈에 들어오지만 그 정확한 의미를 아는 사람은 많지 않다. '사르코'는 근육, '페니아'는 감소를 의미하는 의학용어이다. 근육을 만들고 증강시키는 테스토스테론이 부족하면 근육은 퇴화하게 된다. 또한 근육을 사용하면서 움직이는 것도 근육의 발달과 유지에 필수조건이다. 한 달 정도 병원에 입원하여 움직이지 않으면 다리 근육이 눈에 띄게 쇠약해져 몸이 흔들거리고 바로 서기도 힘들게 된다.

여기서 주목하여야 하는 점은 운동이다.

걷기 운동을 비롯한 모든 유산소운동은 근육의 유지 증진에 크게 도움이 되며 동시에 혈중 테스토스테론치를 상승시키는 효과가 있다. 최근 호흡이 가쁘지 않으면서 땀이 날 정도로 걷는 유산소운동으로 근육 자체에서도 미량이지만 테스토스테론이 생성되어 근육을 증강시키는 역할을 한다. 그 외에도 '무엇을 하겠다는 氣(기) 중추'인 뇌의

해마에서도 미량의 테스토스테론이 분비되어 뇌의 테스토스테론을 증가시키고 이것이 기억력을 높이거나 무엇인가 하고 싶다는 생각과 함께 사람에게 생기를 주게 된다. 따라서 유산소운동이 테스토스테론 분비뿐만 아니라 '이동장애' 예방도 함께 한다는 것은 틀림이 없는 사실이다.

하루 30~60분 정도의 걷기운동이 바람직하며 체력에 맞는 걸음걸이로 무리하지 말고 '가슴을 펴고, 크게 손을 흔들고, 보폭은 약간 크게'라는 마음을 가지고 걷는 것이 이상적이다. 이러한 걷기 운동은 단순히 걷는 것이 아니라 인지 장애나 치매 예방에도 효과가 있다는 보고가 있다. 걸을 때에도 신발 바닥의 전후가 휜 MBT(Masai Barefoot Technology) 신발을 신고 뒤꿈치부터 밟는 습관을 익히면 등줄기가 펴진 예쁜 보행법을 익힐 수 있다. 이런 보행방법으로 신체의 배부(흉요추부) 근력이 단련되어 강하게 될 수 있으므로 한번 시도해 보기 바란다. 그 외의 걷기 운동 중에서, 2개의 폴대를 이용하여 후방을 밀어 추진력을 얻어서 걷는 스키의 노르딕형 걷기 운동도 권하고 싶다. 이런 방식의 걷기 운동은 북구에서 흔히 볼 수 있는데 핀란드에서는 총 인구의 16%이상이 주 1회 정도의 빈도로 시행하는 것으로 알려져 있다. 걷는 것뿐만 아니라 둔부나 대퇴부 뒤쪽의 근육을 힘껏 긴장시키는 소위 "쪼그리고 앉는 방법(squat)"도 효과가 있으므로 한번 시도해 보기 바란다.

성장호르몬 분비를 촉진하는
가압 트레이닝

새로운 트레이닝법으로 주목받고 있는 것이 가압트레이닝이다. 팔과 발을 붙이고 전용 벨트로 묶어 가압(자신의 최고 혈압 보다 20~30mmHg 높아짐)을 하여 혈류량이 적절히 제한된 상태에서 트레이닝을 하는 방법으로 올림픽 출전 선수들도 이 방법을 이용하고 있다. 벨트를 채워 혈액이 충만된 상태에서 트레이닝을 하면 상하지내의 유산 농도가 올라가고 트레이닝 후 벨트를 풀면 고농도의 유산이 혈류에 유입되어 뇌하수체를 자극하면 성장호르몬이나 테스토스테론이 증가되는 기전이 작동하게 된다. 이 방법은 일반적으로 트레이닝센터에서 맞춤식으로 교육되고 있지만 집에서도 가능한 가압트레이닝 전용 벨트나 옷이 판매되어 활용되기도 한다.

② 운동과 함께 또 하나 중요한 것은 호흡법이다

최근에 권장되어 주목받고 있는 것은 '역식복식심호흡법(逆式腹式深呼吸法)'이다. 이것은 좌선, 요가, 기공, 태극권 등을 통하여 옛부터 전해오는 호흡법이다.

역식복식심호흡법의 순서는 다음과 같다.

① 먼저 허리를 펴고 앉아 손을 모아 대퇴부에 놓고 천천히 숨을 내쉬다가 멈춘다.

② 이때 의식적으로 항문을 오므리고 배꼽 밑의 복근을 수축하여 장이 횡경막에 올라 붙게 한 상태에서 천천히 숨을 내쉰다.

③ 숨을 완전히 내쉰 다음 복근을 이완시키면 자연스럽게 공기가 폐에 들어오게 된다. 이 때 의도적으로 호흡을 하지 않는 것이 중요한 포인트이다.

④ 다시 천천히 숨을 내쉬는데 흡입하는 시간 보다 2~3배 길도록 의도적으로 조절한다. 이런 호흡법은 'slow-in'이라고도 불리며 잡지나 TV에서도 소개된 바 있으며 의학적으로는 세로토닌을 상승시키는 효과가 있다.

테스토스테론을 보충하면 근육이 발달된다

저자는 초진 환자에 대해서는 문진과 검사에 특히 많은 시간을 할애하지만 남성갱년기 장애를 호소하며 내원한 경우에는 앞에 기술한 바와 같은 운동효과에 대하여 설명하면 환자는 다음과 같이 답하는 경우가 있다. "운동이 좋은 것은 나도 알고 있습니다. 그러나 평소 골프를 좋아하는데도 하고 싶다는 의욕이 생기지 않습니다." 따라서 유산소운동이나 근육 트레이닝이 신체에 좋다고 알고 있더라도 무언가 하고 싶은 마음이 생기지 않는다면 아무것도 시작할 수 없다. 즉, 마음을 단단히 먹고 아침에 조깅을 시작하더라도 무언가 하고 싶은 생각이 생기지 않는다면 3일도 계속할 수 없다. 이런 환자에게 남성호르몬인 테스토스테론보충요법을 시행하면 무언가 하고 싶은 마음이 생기고 운동도 적극적으로 하게 되는 변화를 보이는 증례가 많다. 뇌가 자극되고 근육도 적지 않게 증가되면 신체를 보다 많이 움직이게 된다. 환자 중에는 헬스센터를 스스로가 방문하기 시작하고 때로는 전속 트레이너의 도움을 받아 수개월내에 근육질의 체형으로 바뀌는 경우도 있다.

테스토스테론은 근육발달과 밀접한 관련이 있다. 여기에 운동요법을 병용하면 근육 발달로 인해 노인성 근육감소증(sarcopenia)이 개선된다. 특히 올림픽 게임 등에서 선수들에게서 남성호르몬 투여 유무를 검사하는 '도핑'검사가 화제가 되는데 이것은 원기(元氣)가 최고조에 달한 선수에게 인위적으로 근육을 강화하기 위해 사용됨으로써 문제가 되는 것이다. 그러나 테스토스테론이 낮은 남성에서 체력강화를 위해 사용되는 것은 문제가 되지 않는다. 따라서 사회적으로 정상적인 활동을 하고 있는 남성에서 부끄럽다는 생각이나 과학적 지식의 부족으로 인해 테스토스테론 치료를 멀리하려는 잘못된 생각이 문제가 되는 것이다.

고환의 온도에 대하여
세심하게 생각하여야 한다

테스토스테론 작용이 활발한 20세 전후 남성의 고환 하나에서 1초간 600마리, 하루 약 5000만 마리의 정자를 생산한다. 즉 고환은 정자를 생산하는 공장과 같은 것으로 공장 안에는 열기로 꽉 차 있다. 고환은 특히 열에 약하여 차게 유지할 필요가 있다. 만약 고환이 신체에 밀착하여 위치하고 있으면 온도가 내려가지 않으므로 열을 방출할 수 있도록 음낭 내에 위치함으로써 쉽게 냉각될 수 있다. 이런 원리를 이용하여 고환이 음낭 아래쪽으로 잘 빠져 있도록 만들어진 팬티가 인기가 있다. 구체적으로는 앞쪽에 여유를 두어 고환에 압력이 가해지지 않도록 설계된 것이 좋다.

50세가 넘으면 배뇨 후에 소변이 새는 기분이 드는 남성이 증가되고 있다. 이 팬티는 앞쪽을 여유 있게 하여 음경이 나오는 구멍을 옆으로 열리게 하여 소변이 마지막까지 쉽게 나올 수 있도록 한 것이 특이하다.

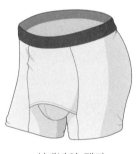

신개념의 팬티

혈중 테스토스테론치를 정상으로 지속시켜 주는
음식은 양파와 마늘이다

양파와 마늘은 황화 아릴시스테인(알리인) 성분을 가지고 있다. 이 알리인이 고환의 내인성 효소를 자극하여 테스토스테론 분비를 증진 시킨다. 알리인을 효과적으로 섭취하는 방법은 양파나 마늘을 조리할 때 세포가 파괴되지 않도록 껍질을 벗기지 않은 상태로 전자레인지에 넣고 가온하는 방법이다. 이렇게 가온하면 양파나 마늘에 포함된 알 리인을 파괴하는 효소가 억제되어 많은 양의 알리인이 그대로 남게 된다. 따라서 테스토스테론 분비를 고려하면 양파나 마늘의 껍질을 그대로 둔 채 전자레인지나 오븐에 넣어 가온 하거나 채를 썰어 그대 로 먹으면 원래의 맛도 보존되는 장점이 있다. 물론 이러한 자극에 반응할 수 없는 정도로 활력을 상실한 고환이라면 양파나 마늘도 효 과가 없다. 그 외에도 남성에게 원기를 회복해 주는 다양한 건강기능 식품이나 한방제제들이 판매되고 있지만 고환의 활력도가 낮은 사람 에게는 아무런 효과가 없다.

제**7**장

건강의학의 길

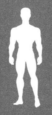

건강의학의 길

아직까지 잘 인식되고 있지 않는
'건강의학'의 중요성

　장수화 사회를 배경으로 하여 21세기 의학의 주된 흐름은 '생사(生死)의학'에서 '질병의학'을 지나 '건강의학'으로 서서히 변하고 있다. 生과 死라라고 하는 대명제에 매달렸던 종래 의학의 흐름은 누구라도 추진하지 않으면 안 되는 것이었지만 이제 건강의학의 시대는 "한 몸으로 2편의 인생을!!"이란 말을 숨기면 안 된다. 가끔 장수화로 인해 '제 2의 인생을 살고 있는 것이 과(過)하지 않는가' 하는 질문을 받게 된다. 많은 사람들이 나라 전체로 보더라도 최근에 와서 활기가 떨어지고 있다고 느끼고 있다. 이렇게 되는 원인의 하나가 고령화 사회로의 진행이며 여기에 박차를 가하는 것이 문화의 급격한 변천에 의한 스트레스 사회의 도래이다. 특히 30~50대, 일을 열심히 하는 세대에 스트레스가 증대되는 점이 문제가 되는 것이다. 여기에 노인 인구의 급증에 의한 문화의 원숙화(圓熟化)가 지연됨으로써 사회 전체의 활기가 떨어지는 것이다. 우리가 기대하는 것은 의학의 발전으로 인해 건강 수명이 늘어나고 다양한 문화생활이 가능해짐으로써 남녀노소 모두가 원숙하게 되고 나아가 각자의 사회적 역량이 보다 높게 널리 증대되는 것이다.

그렇다면 지금의 현대의학이 수행하여야 할 중요한 임무는 무엇인가?

① 피로가 풀리지 않고 언제나 몸이 무겁다.
② 위중한 병이 없는 데도 무언가 하고 싶은 의욕이 없다.
③ 병이 완치되지 않고 눈에 띄게 체력이 저하되었다.

이렇게 행동 활성과 전신 컨디션이 저하된 사람에서 원기를 상승시켜 건강을 증진시키고 나아가 사회를 활성화 시킬 필요성이 있다.

이를 위해서는 구체적으로는 다음과 같은 대응이나 대책이 기대되고 있다.

① 청소년이나 젊은 성인의 생활 패턴의 변화에 따른 건강 저해 요인의 제거 및 회복 대책
② 사회활동의 중심이 되는 성인에서 스트레스가 많은 사회생활로 기인된 심신의 활력 저하에 대한 의학적 대응 및 예방 계몽 활동
③ 중년 이상의 남성에서 갱년기 증상과 같은 가령 현상에 대한 적극적인 의학적 대응
④ 암의 발병 또는 대수술과 같은 질환의학에 근거한 치료 후에 나타나는 활력 저하의 재활

즉 지금까지의 '질환의학'으로는 충분히 대응할 수 없었던 것들을 '건강의학적 대응'으로 목표를 바꾸는 것이다. 그러나 아직까지는 이러한 건강의학의 중요성에 대해서는 일반적으로 잘 알려져 있지 않다. 변화된 사회적 상황 하에서 건강의학에 대한 인식과 개개인의 자각도에 큰 차이가 있고 심지어는 남녀 간에도 이러한 차이가 뚜렷이 나타나기도 한다.

남성에서 건강의학적
대응이 늦은 이유

여성의학에 관하여는 기존의 산부인과학회나 여성학회에서 "한평생 여성의 입장에 서 봅시다!"라고 하는 슬로건과 함께 건강의학적 계몽활동이 널리 적극적으로 시행되어 왔다. 여성에게는 이러한 계몽활동을 솔직히 받아들이려는 소지가 많다. 여기에는 어린 아이 때부터 여성 생리에 대하여 교육을 받고 사춘기 후에는 장기적으로 월경이나 출산과 함께 인생을 보내면서 자신이 '건강하게 살아야 한다'라는 자각을 하게 되면서 자연히 건강의학적 사고를 확실히 가지게 된다. 이와 같이 여성에서는 새로운 건강의학에 대하여 빠르게 반응하고 적극적으로 대처하는 반면 남성은 건강의학에 대한 반응이 여성에 비해 왜 늦은 것일까?

이러한 배경에는 다음과 같은 이유가 있다. 먼저 남성들은 여성의 월경생리와 같이 눈에 보이는 신체변화가 보이지 않는다. 따라서 여성에 비하여 건강관리에 대한 인식이 약하고 "긴장하면 원기가 생긴다", "의욕이 있으면 무엇이든 된다"라고 하는 정신적 측면에 무게를 두고 사회생활을 하는 사람이 많다. 따라서 컨디션이 좋지 않은 것에 대한 위기의식, 예방의식 등이 매우 낮고 "컨디션이 나쁜 것은 일에 찌든 까닭이다", "긴장하면 무엇이든 할 수 있다"라고 자문자답하며 사회생활을 하는 것이 현실이다.

일부 의사들은 이러한 사회현상에 대하여 위기의식을 가지고 건강의학적 입장에서 열심히 계몽활동을 수행하고 있지만 세상의 남성들은 이러한 개념에 대하여 잘 알지 못하거나 어렴풋이 알더라도 거의 무시하며 살고 있는 실정이다. 남성건강의학을 전문으로 하는 비뇨기과 의사들이 한 평생 남성의 입장에 서서 "남성 여러분 끝까지 건강하게 살아 봅시다"라고 하는 슬로건을 내 세우지만 일반인들은 거의 반응을 보이지 않는다. 그리고 내과계 의사들도 여성건강의학에는 관심을 보이더라도 남성건강의학적 문제에 대해서는 거의 관심이 없다. 즉 수급의 법칙에 따라 남성 개개인의 관심뿐만 아니라 의사들의 관심도 낮기 때문에 관련된 활동이 미약한지도 모르겠다.

테스토스테론 검사의 필요성을
널리 알려야 한다

　중년이상의 남성에서 건강의학적 문제점은 본문 중에 기술하였듯이 갱년기 장애, 숙년기 장애 및 고년기 장애로 나누어진다. 종래의 의학적 견지로는 이것이 발병하는 원인으로는 일상생활 속의 잘못된 생활 습관에 의해 일어나는 것으로 알려져 있지만 실제로는 이러한 장애들이 발병하는 이면에는 테스토스테론치 저하가 존재한다는 사실이 의학적으로 밝혀져 있다. 자동차를 예로 들면 테스토스테론이 결핍되었다고 하는 것은 엔진오일이 없는 것과 같다. 엔진오일이 없다면 자동차는 움직일 수가 없다. 사람의 몸으로 말하면 동맥경화나 대사증후군이 생겨 수명이 단축되는 것과 같다. 그러나 이러한 변화가 여성보다 남성에서 먼저 일어나기 때문에 남성의 수명이 짧아지게 되는 것이다. 우리는 이러한 현실을 똑바로 보아야 할 것이 아닌가? 특히 50세 전후의 남성은 '자신이 건강하게 살아야 한다'라고 하는 의식이 없는 것이 문제가 된다.

　정부의 건강 캐치프레이즈로 널리 알려져 있는 '식생활 개선', '운동의 대중화'는 생활습관병을 예방할 수 있는 대책으로는 어느 정도의 성과를 보이지만 혈중 테스토스테론치 저하라는 문제점은 생활습관의 개선이나 영양보충제의 복용만으로는 근본적으로 해결되지 않는다. 그럼에도 불구하고 대부분의 남성에서 혈중 테스토스테론치 저하라는 상황을 거의 느끼지 못하는 상태에서 신체기능저하나 생활습관병 같은 노화와 관련된 질환들이 자신도 모르는 중에 서서히 진행되고 있는 것이다. 따라서 은밀히 진행되고 있는 테스토스테론결핍증후군의 예방은 먼저 전문가에 의한 검사로써 시작되어야 한다. 검사 결과 혈중 테스토스테론치 저하가 확인되더라도 먼저 생활습관 개선으로 어느 정도 교정이 가능하다. 그러나 임상증상이 발병되면 테스토스테론보충요법이 반드시 필요하게 된다. 따라서 40-50대의 남성에서는 누구든지 혈중 테스토스테론치 측정이 요구된다.

실망스럽게도 현재의 국민건강보험에는 예방검사로서 남성호르몬 검사는 허용되지 않으며 이것은 고가의 건강검진에서만 남성호르몬 검사가 시행되고 있다. 이것은 21세기 의료를 생각하여 볼 때 시급히 개선되어야 할 문제점인 것이다.

호르몬보충요법으로
인생 80년 시대를 즐겨보자!

남성건강클리닉 외래에서 많은 환자를 접해 보면 "그렇게 중요한 테스토스테론치 측정을 왜 빨리 하지 않았지요!"라는 질문을 하여 의사가 절치부심(切齒腐心)하게 하는 경우가 적지 않다. 실제로 검사를 빨리 시행 하였다면 예방할 수 있었던 경우가 많았을 것이다. 앞에 기술한 것과 같이 일반진료에서 남성호르몬 검사가 시행되지 않지만 현재 자신의 제2의 인생을 귀중하게 생각한다면 자비 부담으로 테스토스테론검사를 받기를 주저하지 말아야 한다.

다른 한편으로는 테스토스테론보충요법을 반대하는 의견도 있다. 보통의 남성은 물론 내과의사들 중에서도 테스토스테론보충요법이 전립선암의 발병을 촉진한다라는 생각으로 호르몬보충요법을 부정적으로 생각하는 사람도 있다. 이런 점에 대해서는 앞에 기술한 바와 같이 혈중 전립선특이항원(PSA) 측정이나 전립선 촉진과 같은 전립선암 조기진단을 동시에 시행한다면 테스토스테론보충요법 중에 어떠한 문제점도 생기지 않는다는 점을 강조하고 싶다. 이것은 임상 현장의 실증적 근거로써 도출된 결론이다. 추가하여 기술해 보면 산소와 불의 관계에서 산소는 테스토스테론, 불은 전립선암과 같다. 산소만으로 불이 나지 않으며 불이 난 경우에만 산소가 불을 크게 하는 것과 같은 논리인 것이다. 즉 테스토스테론 투여만으로는 전립선암이 생기지 않으며 이미 전립선암을 가진 환자에서만 투여된 테스토스테론이 암의 성장을 촉진하는 역할을 한다는 사실을 알아야 한다.

남성들 중에는 '테스토스테론보충요법이 자연의 섭리에 반하는 것이 아닌가' 하는 심리적 저항감을 가지고 있는 사람도 있을 것으로 생각된다. 스포츠 선수에서 테스토스테론 투여가 도핑검사라는 사회문제를 일으킨다는 사실도 남성호르몬치료에 대한 심리적 저항을 일으키는 이유가 될지 모른다.

여기서 저자가 강조하여 말하고 싶은 점은 무엇보다도 의학적 접근, 즉 테스토스테론결핍증후군의 진단과 치료인 것이다. 남성호르몬보충요법에 의해 중년이후 남성에서 컨디션이 다시 좋아져 80대에도 아침발기가 다시 나타나는 것이다. 안색도 좋아지고 정서도 안정되고 남성으로서의 자신감 즉 살아 있는 남성으로서 자신감을 회복하는 것이다. 이것이 결국에는 '풍족한 제2의 인생'을 만들게 되는 것이다.

테스토스테론이 부족하면 무엇을 하고 싶은 마음이 생기지 않는다고 하는 남성이 많다. 남성호르몬보충요법은 살아 있는 사람에게 무엇을 하고 싶은 마음이 생기는 할 뿐만 아니라 꼭 "몸을 움직여라"라고 하는 생각을 행동에 옮기도록 한다. 가혹할 정도로 체력을 만드는 것은 무리지만 유산소운동을 일상생활의 일부로써 반복한다면 약한 갈비뼈를 강하게 유지할 수 있다. 자동차도 엔진오일의 재충전과 함께 약하게 된 차체의 정비 없이는 부드러운 주행을 할 수 없다. '테스토스테론의 적절한 보충'과 '운동에 의한 근력 증강'이라는 2개의 칼을 맞들면 국민들은 건강의학적으로 새롭게 정립된 21세기 의학을 극도로 신뢰하게 될 것이다.

부록

자가진단, 식이요법
생활습관 교정

I. 자가 설문지

1. 테스토스테론결핍증후군(남성갱년기증후군)

St. Louis ADAM 자가 설문지

1. ☐ 성욕감퇴가 있습니까?

2. ☐ 기력이 없습니까?

3. ☐ 체력이나 지구력에 감퇴가 있습니까?

4. ☐ 키가 줄었습니까?

5. ☐ 삶의 즐거움이 줄었다고 느낀 적이 있습니까?

6. ☐ 울적하거나 괜히 짜증이 나십니까?

7. ☐ 발기가 예전보다 덜 강합니까?

8. ☐ 운동능력이 최근에 떨어진 것을 느낀 적이 있습니까?

9. ☐ 저녁식사 후 바로 잠에 빠져 드십니까?

10. ☐ 일의 수행능력이 최근에 떨어졌습니까?

• 평가 기준 : 1번 또는 7번에서 '예'로 대답하거나 나머지 문항 중 3개 이상에서 '예'라고 한 경우에 양성으로 진단함.

2. 발기부전

국제발기능점수표(IIEF-5)

1. 지난 6개월 동안 삽입할 정도로 발기가 되고 발기상태가 유지되고 있다는 것에 귀하의 자신감은 어느 정도라고 생각하십니까?

2. 지난 6개월 동안 성적 자극으로 발기되었을 때 성교가 가능할 정도로 충분한 발기가 몇 번이나 있었습니까?

3. 지난 6개월 동안 성교하는 중에 발기 상태가 끝까지 유지된 적이 몇 번이나 있었습니까?

4. 지난 6개월 동안 성교시에 성교를 끝마칠 때까지 발기 상태를 유지하는 것이 얼마나 어려웠습니까?

5. 지난 6개월 동안 성교를 시도했을 때 몇 번이나 만족감을 느꼈습니까?

1번 문항
1 매우 낮다
2 낮다
3 그저 그렇다
4 높다
5 매우 높다

2~5번 문항
0 성교를 시도하지 않았다
1 거의 전혀, 혹은 전혀
2 가끔씩(총 횟수의 50% 훨씬 미만)
3 때때로(총 횟수의 50% 정도)
4 대부분(총 횟수의 50% 훨씬 이상)
5 항상 혹은 거의 항상

• 평가 기준 : 17-21점 경증 발기부전
　　　　　　　 12-16점 경증 내지 중등도 발기 부전
　　　　　　　 08-11점 중등도 발기 부전
　　　　　　　 01-07점 중증 발기 부전

3. 전립선비대증

국제전립선증상점수표(IPPS)

질문 / 빈도	전혀 없다	6회중 1번	절반 미만	절반 정도	절반을 넘음	거의 항상
1. 소변을 본 후에도 소변이 방광에 남아있는 것 같이 느끼는 경우가 얼마나 자주 있었습니까?	0	1	2	3	4	5
2. 소변을 본 후 2시간 이내에 다시 소변을 본 경우가 얼마나 자주 있었습니까?	0	1	2	3	4	5
3. 소변을 볼 때에 소변이 멈추었다가 다시 시작되는 경우가 얼마나 자주 있었습니까?	0	1	2	3	4	5
4. 소변이 마려울 때 참기 어려운 경우가 얼마나 자주 있었습니까?	0	1	2	3	4	5
5. 소변줄기가 약해지거나 가늘어진 경우가 얼마나 자주 있었습니까?	0	1	2	3	4	5
6. 소변을 볼 때 힘을 줘야 하거나 기다려야 하는 경우가 얼마나 자주 있었습니까?	0	1	2	3	4	5

질문 / 빈도	없다	1번	2번	3번	4번	5번 이상
7. 밤에 주무시는 동안 소변을 보려고 몇 번이나 잠을 깨십니까?	0	1	2	3	4	5

총 IPSS 합계 _____점

- 국제전립선증상점수표(IPPS)는 전립선 비대 여부를 진단하기 보다는 전립선 비대로 인한 배뇨 증상의 정도를 진단하기 위한 목적으로 사용
- 평가 기준 : 각 항목의 점수를 합하였을 때, 0~7점 경증, 8~19점 중등도, 20~35점 중증으로 분류, 8점 이상인 경우 반드시 의사의 진단 필요

4. 수면장애

수면장애 자가진단(덴 스토리출간 "기적의 수면법")

1. ☐ 잠이 드는 데 1시간 이상 걸린다

2. ☐ 밤새 2번 이상 깨고 다시 쉽게 잠들지 못한다

3. ☐ 아침 기상 시간이 평소보다 2시간 이상 빠르고 다시 잠이 오지 않는다

4. ☐ 낮에 심하게 졸리거나 깜빡 잠이 들기도 한다. 온몸이 나른하고 집중력
이 떨어진다

5. ☐ 잠꼬대나 코골이가 심하다고 한다

6. ☐ 푹 잤다는 기분이 들지 않고 늘 잠이 부족하다고 느낀다

7. ☐ 자다가 화장실에 가느라 2번 이상 깬다

8. ☐ 계속 꿈을 꾼다

9. ☐ 아침에 눈이 잘 안 떠지고 나른하다

10. ☐ 자다가 호흡을 멈출 때가 있다는 말을 들은 적이 있다

11. ☐ 아침에 일어나면 얼굴이 부어 있다

12. ☐ 잠에 취해 건망증이 심하다

13. ☐ 얼굴에 뾰루지가 잘 생긴다

14. ☐ 추위를 잘 타고 냉증이 있다

15. ☐ 감기에 잘 걸리고 잘 낫지 않는다

16. ☐ 목과 어깨가 결린다

- 평가 기준 : 5개 이상 "예" 만성 불면증으로 수면이 매우 위험한 수준으로 당장
개선 필요

  3-4개 "예" 불면증 증세가 보이므로 주의 필요

  2개 이하 "예" 비교적 좋은 숙면으로 현재의 상태 유지

1. 생식기능, 발기부전 및 남성갱년기 예방

① 브로콜리 (broccoli floret)

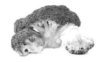

인돌-30-카비놀이라는 성분이 DIM이라는 물질로
바뀌어 전립선 암세포의 성장과 확산 방지.

② 토마토

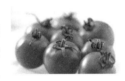

라이코펜이라는 항산화성분이 풍부하게 분포, 전립선암
발생률을 최대 35%까지 낮춰주고, 암세포가 확대되는
통로를 막아버리는 역할, 익혀 먹는 것이 보다 효과적.

③ 생선 (연어, 참치, 고등어)

오메가-3 지방산에 의해 침윤성 전립선암 예방에 효과

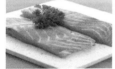 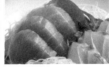 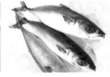

④ 견과류

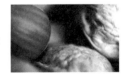

셀레늄이 많이 포함되어 전립선암 발병률 최대 5분
의 1로 감소.

⑤ 녹차

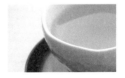

폴리페놀의 작용으로 인해 전립선암 발병률 90%
감소.

⑥ 파, 쪽파, 마늘, 부추 등의 채소

하루 3g 이상의 파, 6쪽 생마늘 1~2쪽(익힌마늘 1~2뿌리) 섭취로 암위험도 70% 감소.

⑦ 석류

2년 동안 석류주스를 매일 두잔(230g정도) 마시면 PSA가 2배로 증가하는데 걸리는 시간이 4배가 되며, 암 진행속도를 늦출 수 있음.

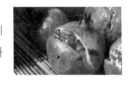

⑧ 강황 (카레)

커커민 성분은 전립선암의 진행속도를 늦출뿐만 아니라 암세포 성장을 멈추게 하는 효능. 생강도 강황과 유사한 효과.

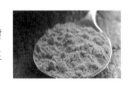

⑨ 오레가노(꽃박하)

피자에 양념으로 쓰이는 허브인 오레가노는 거의 모든 종류의 암세포를 '자살'하게 만드는 효과.

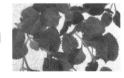

⑩ 감초

비스히드록시페놀은 전립선암 세포의 성장을 촉진하는 단백질을 무력화시켜 암의 진행을 막는 기능.

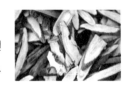

2. 전립선암 예방

1) 미국암학회

권고안

1. 고지방의 붉은 고기를 피한다.
2. 식단을 채식 위주로 바꾼다.
3. 매일 5번 이상 과일과 야채를 섭취한다.
4. 빵, 시리얼, 파스타, 쌀, 곡물제품, 콩제품을 섭취한다.
5. 라이코펜이 풍부한 토마토, 붉은 자몽, 수박을 섭취한다.
6. 셀레늄과 미네랄 제품을 섭취한다.
7. 과도한 비타민A 투여는 전립선암 발병을 증가시키므로 주의하여야 한다.

예방식품

• 빵, 씨리얼, 파스타, 쌀, 곡물, 콩

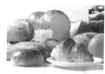 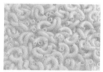

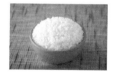 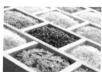 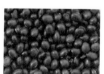

• 충분한 야채 및 과일 섭취

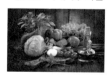

• 토마토, 자몽, 수박

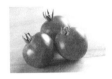 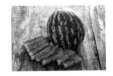

• 적색 육류(소고기, 돼지고기, 양고기, 고지방 핫도그, 베이컨) 등 비타민 A 제한

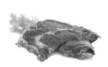 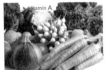 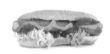

• 미네랄, 셀레늄 보충

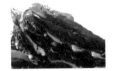 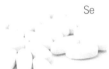

Se

2) 대한비뇨기과학회

권고안

1. 50대 이상 남성은 매년 한 번 전립선암 검진(직장 수지 검사, 전립선 특이항원 검사)을 받는다.
2. 가족이나 친척중에 전립선암에 걸린 사람이 있다면 40대부터 매년 전립선암 검진을 받는다.
3. 된장, 두부 등 콩이 많이 함유된 식품을 즐긴다.
4. 동물성 고지방식을 피한다.
5. 신선한 야채와 과일을 많이 섭취한다.
6. 항산화 물질인 리코펜이 풍부한 토마토를 익혀서 먹는다.
7. 오래 앉아 있는 것을 피하고 한 번에 30분 이상, 일주일에 3번 이상 운동한다.

예방식품

• 콩 및 콩 & 발효음식 (된장, 두부, 낫토)

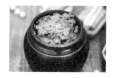 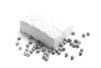 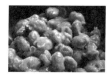

• 신선한 야채 및 과일   • 익힌 토마토   • 육류 및 고지방식 제한

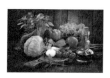 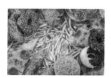

3) 국립암센터(한국)

진행 억제 식품

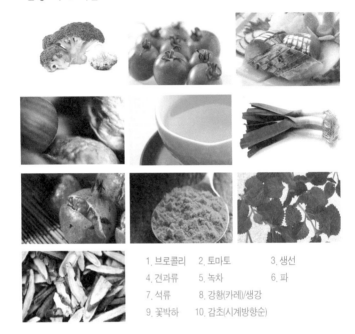

1. 브로콜리　　2. 토마토　　　　3. 생선
4. 견과류　　　5. 녹차　　　　　6. 파
7. 석류　　　　8. 강황(카레)/생강
9. 꽃박하　　　10. 감초(시계방향순)

3. 숙면에 도움을 주는 식품

① 호두

잠자리에 들기 전에 먹으면 뇌에서 수면 호르몬인 멜라토닌 분비를 촉진. 또한 호두 자체에도 멜라토닌 성분이 들어있어 잠을 잘 못 자는 사람에게 효과.

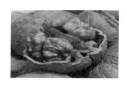

② 상추

락투카리움이라는 성분이 진정 작용을 하기 때문에 불면증뿐만 아니라 체중 조절에도 효과.

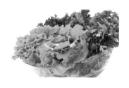

③ 체리

멜라토닌과 숙면에 도움을 주 트립토판 두 가지 성분을 모두 가지고 있으므로 불면증 증세가 있는 사람들에게 매일 저녁 체리 주스 2잔 권장.

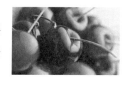

④ 꿀

과당과 포도당이 완벽한 균형을 이루고 있으므로 간에서 충분한 양의 글리코겐(다당류)을 생산하게 하여 편안하게 잠을 잘 수 있도록 함.

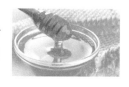

⑤ 아몬드

트립토판이라는 아미노산이 들어있고 마그네슘이 풍부하여 근육 이완과 숙면을 돕는 효과.

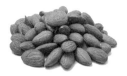

⑥ 흰쌀

고혈당지수의 탄수화물로서 적당한 혈당과 인슐
린 수치를 유지하여 수면을 유도.

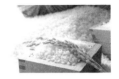

⑦ 치즈

트립토판이 들어 있어 세로토닌 생성을 도우며 세
로토닌은 기분을 조절해 깊은 수면을 유도.

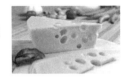

⑧ 참치

비타민 B6가 풍부하여 멜라토닌 생산 촉진.

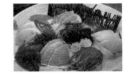

Ⅲ. 생활습관

1. 전신 건강을 위한 지침

① 자신에 맞는 건강계획을 수립하여 실천하라.

② 매일 아침과 점심을 먹어라. 단, 저녁은 가능한 싱겁고, 골고루 적게

③ 물을 충분히 마시고 하루 한 컵 이상의 우유를 마셔라.

④ 금연과 절주는 기본. 과음 후에는 최소 3일간 금주하라.

⑤ 간식은 과일, 채소, 녹차 등으로 즐겨라.

⑥ 1주일에 최소 2번 이상 생선을 섭취하라. 단, 먹이사슬의 상위에 있는 고래나 참치 등은 가능하면 삼가야 한다.

⑦ 잠을 규칙적으로 충분히 자라. 일반적으로 7~9시간이 충분하다.

⑧ 1주 3회, 20분 이상 걷는 것을 즐겨라. 단, 유산소, 근력, 유연성 운동을 병행하여 규칙적으로 하자.

⑨ 양치질을 상하로 꼼꼼히 하고 가급적 치실을 사용하라.

⑩ 하루 3-4회, 외출 후 손씻기를 반드시 생활화하라.

⑪ 피부건강에도 신경써라. 자외선 차단 크림 사용 권유함.

⑫ 웃으면서 할 수 있는 취미생활, 종교생활, 사교활동을 즐겨라.

⑬ 좋고 편안한 일을 먼저 하고 나쁘고 괴로운 일은 미루어 두어라.

⑭ 건전한 성생활은 건강한 생활을 위한 밑거름이 된다.

⑮ 정기적으로 건강을 체크하라. 조기 진단은 암 완치와 만성 질환 예방의 지름길.

2. 음경 발기

1) 발기부전 예방

① 성자극에 대한 감수성을 높이지 않기 위해 포르노 영상을 보거나 변태적 성관계를 하지 않는다.

② 부부사이의 갈등이나 사회생활에서 지나친 스트레스를 피한다.

③ 고혈압, 당뇨병, 신장병, 간질환 등을 조기에 치료한다.

④ 지나친 음주를 피하고 담배를 끊는다.

⑤ 지나친 동물성 지방의 섭취를 피한다.

⑥ 심폐기능을 향상시키는 운동(걷기, 등산)으로 혈관을 건강하게 한다.

⑦ 항문괄약근 운동으로 회음부 골격근의 수축력을 강화시킨다.

2) 노년기 성생활에서 유의 사항

① 성교의 횟수보다 질을 중요시 하는 것이 좋다.

② 애무를 많이 하여 파트너의 불안을 덜어주는 것이 좋다.

③ 여성 상위자세가 심폐기능이 약한 환자에게 도움이 된다.

④ 목욕한 뒤 최소 30분 후에 성관계를 시작하는 것이 좋다.

⑤ 식사 직후 포만감이 느껴질 때보다는 식후 최소 30분이 지난 뒤에 성교하는 것이 좋다.

⑥ 성교중단법이나 사정지연법으로 성교의 시간을 연장시키는 것은 신체에 무리를 주기 때문에 피하는 것이 좋다.

⑦ 성교중 어지럽거나, 가슴이 답답해지거나, 심장이 불규칙하게 뛰거나, 얼굴이 창백해지면 다리를 올린 자세에서 충분한 안정을 취하고 반드시 심장 전문의의 상담을 받는다.

⑧ 심한 운동직후나 극도의 흥분상태에서는 성교를 삼가는 것이 좋다.

⑨ 성교전후의 충분한 수면과 휴식이 필요하며, 특히 성교후보다 성교전의 휴식이 더 중요하다.

⑩ 온도, 계절 등의 낯선 주위 환경에서는 성관계를 피하는 것이 좋다.

⑪ 과도한 강장강정제의 복용을 피한다.

⑫ 불필요한 성생활 억제는 음경 위축과 성기능 장애를 유발할 수 있다.

⑬ 성파트너가 없더라도 주기적인 자위 행위가 성기능 유지에 도움이 될 수 있다.

⑭ 전립선 비대증에 의한 배뇨장애가 있다면 같이 치료 받는 것이 좋다.

⑮ 타인의 과장된 성기능을 듣고 자신과 비교하지 않는다.

⑯ 발기부전의 치료방법은 반드시 전문의와 상의한 뒤 결정한다.

3. 수면장애

① 건강한 수면을 위해서는 먼저 규칙적인 생활을 하는 것이 중요하다. 기상과 수면 시간을 지키고, 아침 기상 시간과 수면에 들어가는 시간을 15시간 정도 차이를 두면 멜라토닌 분비를 촉진시켜 더욱 좋다.

② 수면시간에만 침상에 가는 습관을 기르고, 불규칙한 낮잠을 피한다.

③ 하루 30분 이상의 적당한 운동량과 작업량(움직이는 일)을 유지한다. 이때 낮 시간 2000룩스 정도의 햇빛을 쪼이면서 하는 운동은 큰 도움이 된다.

④ 안락하고 소음이 없이 조용하고 따뜻한(쾌적한) 수면 환경을 만든다. 물, 바람, 비소리 등 자연의 소리가 좋고 그중에서도 파도 소리가 가장 좋은 자장가가 될 수 있다.

⑤ 가장 편히 잠을 오게 하는 베개, 이불, 담요, 메트리스 등의 침구류를 준비한다.

⑥ 취침 전 30분전에는 TV나 컴퓨터를 켜지 말고, 조명 밝기는 500룩스 정도로 낮춘 간접 조명이 좋다.

⑦ 취침 전 뜨거운 물로 샤워를 하여 몸을 따뜻하게 하면 숙면에 도움이 된다. 잠이 잘 옵니다. 때로는 반신욕, 족욕 혹은 좌욕도 좋은 방법이다. 더운 여름에도 미지근한 물로 샤워를 하는 것이 도움이 된다.

⑧ 일정시간에 식사하고, 수면 전 과식을 피한다. 자기 전에 배고픔을 잊기 위해 소량의 우유나 스낵 등을 먹는 것은 수면에 도움이 될 수 있다.

⑨ 잠이 잘 들게 하지만 자주 깨게 하는 술, 커피나 차 등의 이뇨작용이 강한 음료는 피한다.

⑩ 취침 전에는 물을 많이 마시지 말고 반드시 소변을 보고 침상에 든다.

⑪ 취침 전 평온한 마음으로 10분간 명상과 함께 괄약근 수축 운동을 해본다.

⑫ 이상의 방법으로 안 되면 수면 호르몬인 작용시간이 긴 멜라토닌이 도움이 될 수 있다.

4. 만성 골반통 및 전립선 선통

1) 기본 필수 치료

① 온좌욕은 전립선 주위의 골반근육을 이완시켜 전립선에서 나오는 염증성 분비물의 배설을 촉진하고, 골반의 부종을 감소시킨다. 적어도 하루 15~30분의 온좌욕은 전립선과 골반부의 혈액순환을 증가시켜 통증 완화 및 배뇨증상 개선에 효과를 나타낸다.

② 규칙적인 부부생활(성생활)은 전립선, 정낭 그리고 부고환에서 나오는 분비물을 사정에 의하여 배설하여 전립선 증상을 개선시킨다.

2) 행동, 식이 및 기타 보조 치료

다음의 민간요법은 의학적 기전이 밝혀지지 않는 상태에서 경험적으로 시도되는 방법들이지만 일부의 환자에서는 치료 효과가 있다.

① 정신적 스트레스를 피하고 편안하게 쉬면서 명상과 같은 자신의 마음을 조절하는 심신안정이 증상 완화에 도움이 된다.

② 식사를 가볍게 하고 술, 카페인이 들어간 음식, 맵고 짠 음식, 동물성 고지방식, 산성 음식의 섭취를 줄이거나 피한다.

③ 일과 운동을 적절히 수행하고 즐기도록 한다. 특히 운동은 유산소로 주3회 이상 매회 30분 이상 권유된다.

④ 비타민 A, C, E, 항산화제, 베타 카로텐, 셀레니움, 카르니틴 그리고 아연이 포함된 비타민 혹은 미네랄 보충제를 복용한다.

⑤ 마늘, 양파, 방울열매나무 즙을 복용하면 염증 치료를 촉진시킨다.

⑥ 콩, 곡류나 야채, 신선한 과일을 많이 먹고 차를 많이 마신다. 특히 라이코펜이 풍부한 익힌 토마토가 권유된다.

⑦ 크랜베리 쥬스를 하루 세 번 복용하면 요로생식기 감염을 예방할 수 있다.

5. 치매예방을 위한 인지건강수칙(한국 보건복지부, 질병관리본부)

① 규칙적 운동을 생활화 한다. 운동으로 알츠하이머 치매에 걸릴 확률이 1/3로 감소

- 1주일에 3회 이상 자주 많이 걷고 스포츠를 통한 땀나는 유산소운동을 1주일에 3회 이상
- 숨이 가쁜 과도한 운동은 해가 될 수 있으므로 의사와 상담 후 운동량, 운동 강도, 운동 시간을 조정

② 지금 바로 담배를 끊는다. 흡연은 알츠하이머 치매에 걸릴 위험을 3배 증가

③ 절주도 중요하다. 과음과 폭음이 인지 장애의 확률을 2배 증가

- 과음을 삼가고 한 번에 1~2잔, 일주일에 3회 이하로

④ 뇌 건강 식사를 한다. 치매의 위험을 1/3~2/3로 감소

- 충분한 수분 섭취, 생선, 채소와 과일은 매일 섭취, 육류는 적게

⑤ 적극적인 두뇌활동을 한다. 인지 장애의 위험을 1/3로 감소

⑥ 사회활동을 활발히 한다. 인지기능 저하의 위험을 1/3로 감소

- 사람을 많이 만나고, 사회활동과 여가활동에 적극 참여

⑦ 적절한 체중을 유지한다. 비만인 사람은 치매에 걸릴 위험이 2배로 증가

.

곰의 아들 구마모토의
건강장수 비결

한국의 독자 여러분께,

이번에 한국어로 발간된 책을 통하여 친애하는 한국의 독자 여러분에게 인사를 올리게 되어 대단히 기쁘게 생각합니다.

저의 이름은 구마모토(熊本), 일찍이 어릴 때부터 친구들로부터 "구마 상(kuma-san)"이라고 불리었는데 본인의 이름을 영역하면 King of Bear 혹은 Boss of Bear가 됩니다. 제가 살고 있는 북해도(일본 열도의 가장 북쪽에 있는 섬)에는 어디가나 곰이 살고 있을 정도로 곰이 좋아하는 곳입니다.

곰은 한국의 개국과 관계가 깊어, "朝鮮古記"에는 조선국의 시조인 단군의 탄생과 관련된 다음과 같은 웅녀(熊女)이야기가 있다고 들었습니다.

〔昔帝釋天의 아들, 桓雄천왕이 지상을 호령하고 있을 즈음 동굴 안에서 호랑이와 곰이 사람이 되기를 기원하여 神·桓雄천왕이 마늘 20개와 한주먹의 쑥을 주면서 그것을 먹고 100일간 태양을 본다면 사람

이 될 수 있다고 하였다. 호랑이는 그것을 게을리 하여 사람이 될 수 없었지만 곰은 그 어려운 고행을 마치고 "여자"가 되었다. 그러나 熊女는 어디에도 결혼할 상대가 없어 나무에 회임할 수 있도록 기도하니 桓雄천왕 자신이 인간이 되어 熊女와 결혼하여 남자아이를 낳아 檀君 王儉이라고 이름을 지었다. 그 후 檀君 王儉이 성장하여 나라를 세워 조선이라고 이름을 짓고 평양성에 도읍을 정하였다.]

이러한 흥미진진한 이야기를 듣고 저는 개인적으로 한국에 커다란 친밀감을 가지고 있습니다. 이와 같이 "곰과 관련된 인연으로 한국에서 책을 출간하게 된 것이다"라고 믿습니다.

최근 일본뿐만 아니라 한국도 의학의 진보에 의해 장수국이 되었지만 "남성이 여성보다 단명한다"는 점은 분명합니다. 무슨 이유인지는 모르지만 지금까지 불가사의하게 국제적으로도 남성 수명이 짧다는 사실은 의학계나 사회 전반에 걸쳐 받아들여지고 있습니다. 의학자 중에도 남성이 많지만 자신의 수명이 짧다는 것에 강한 의문을 가지고 있지 않다는 사실 또한 불가사의합니다. 본인은 남자로서 그 원인을 분석하여 조금이나마 남성의 원기가 장생(長生) 하도록 하여 여성의 수명에 근접하도록 하는 것이 현대 의학이 풀어야 할 급선무라고 생각됩니다.

60년전 제가 처음 의학자가 된 시절 여러 가지 조사한 결과 월경 같은 생리현상을 가진 여성에 대한 연구는 상당히 진행되어 있었지만 남성에 관한 연구는 시작도 되지 않은 실정에 있었습니다. 이로 인해 나 자신이 남자로서 남성에 대한 연구를 하고 싶다는 생각이 강하게 생겨 남성의학의 길을 걷고자하는 의지를 세우게 되었습니다. 이제 어느 덧 남성의학을 한지 약 60년이 흘렀습니다. 이런 제가 남성의학 연구 중에서도 현재 수행하고 있는 가장 중요한 주제는 장수(長壽) 문제입니다. 여기에는 "나이 들면 여성 보다 약하고 수명도 짧은 남성을 원기(active) 있고 건강하게 하여 여성과 비슷한 수명을 누리게 할 수 있을 것인가?" 라는 연구 목표가 있다고 말할 수 있습니다.

현재 남성의학도 조금씩 발전이 계속되고 있는 데 이를 위해서는 "의학적으로 무엇을 연구해야 하는 가"에 대한 것도 서서히 밝혀지고 있습니다. 새로운 의학의 진보로써 남성 건강 장수를 위한 의학적 지식을 조금씩이나마 빨리 일반 남성들에게 알리고 파트너인 여성에게도 이해를 시켜 남녀가 같이 건강하게 장수를 즐기도록 하는 것이 이 책을 발간한 이유입니다.

건강장수의 비결은 자동차의 엔진 오일와 같이 사람의 삶에 활성을 불어 넣어 주는 호르몬에 있습니다. 그러나 남성호르몬의 역할이 남성에만 그치지 않고 폐경후의 여성에서도 엔진 오일의 역할을 남성호르몬이 한다는 것도 밝혀지고 있습니다. 장수하는 사람에서 원기 있고 건강한 삶을 지지해 주는 남성호르몬에 관하여 독자 여러분들은 이해하여 습득하려는 것을 멈추지 않아야 합니다.

최신 항노화의학은 무엇인가? 이 질문에 답하자면 저는 장수를 위한 생활습관의 개선, 영양관리 그리고 운동 촉진에 역점을 두고 계몽활동하고 있습니다. 그러나 자동차도 타이어나 차체 그리고 인터리어의 정비도 중요하지만 그에 앞서 엔진의 정비과 엔진 오일의 관리를 잊어서는 안 된다고 믿고 있습니다. 이 점에 대하여 독자 여러분들이 반드시 이 책을 읽고 이해를 높일 수 있는 지식을 습득하기를 바랍니다.

끝으로 이 책의 한국어판은 현 부산대학교 의학전문대학원 교수이며 전 부산대학교병원장을 역임한 박 남철 교수님이 한국의 실정에 맞도록 일부의 내용을 수정 보완하여 역편저(譯編著)로서 발간하게 되었습니다. 경애하고 존경하는 박 교수님이 사력을 다해 힘써 주신 덕분에 한국어판을 여러분들 앞에 올릴 수 있게 되었습니다. 박 교수님께 마음으로부터 심심한 감사의 말씀을 올립니다.

처음에도 소개해 올린 바와 같이 "곰"은 한국에서 이 책의 발간이 우리에게 주어진 깊은 인연이라고 믿고 있으며 이로 인한 기쁜 마음 또한 무엇이라고 표현할 수 없습니다. 이 책의 내용이 한국 독자 여러분들의 건강 장수에 조그만 역할을 할 수만 있다면 저에게도 커다란 영광이고 행운이 될 것입니다.

일본 남성건강의학(men's health)학회 전 이사장
일본 사포로의과대학 명예교수
일본 임상남성의학연구소 소장
구마모토 요시아키(熊本悦明)

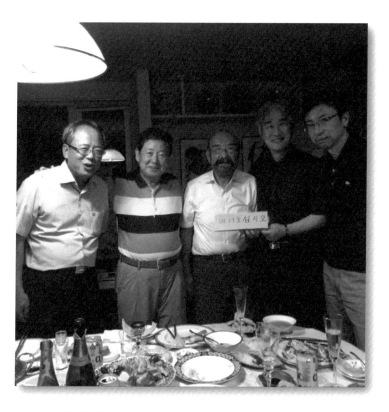

2015.7 일본 북해도 사포로 구마모토교수 자택 방문